Impressum
Autor: Robert Krug

Bassermannweg 11

12207 Berlin

Design: Jeanette Mooney

Lektorat: Stefanie Lehmann

1. Auflage Juli 2019

Release 190906

ISBN: 978 1093816938

Das Werk ist (übrigens auch ohne diese Erklärung einfach aufgrund des deutschen Rechts) urheberrechtlich geschützt. Nachdruck, Übersetzung, Entnahme von Abbildungen wie auch die Bereitstellung der Inhalte im Internet ist ohne schriftliche Genehmigung des Autors strafbar.

Robert Krug

Keto & LowCarb für Selbstoptimierer

Mehr Leistung. Mehr Leben. Mehr Spaß.

„Niemand wird mehr gehasst als derjenige, der die Wahrheit spricht."

– *Platon*

Kapitel 1: Danksagung

Ich bedanke mich ganz herzlich bei allen, die mir mit vielen Anregungen, Ideen und Kritiken beim Schreiben des Buches geholfen haben.

Vor allem möchte ich mich jedoch bedanken bei:

Jeanette Mooney

Martin Schuster

Stefanie Lehmann

Laura Weißbach

Rainer Raupach

Udo Matzinger

Alessandro Bazzochi

Peter Buchmann

Thomas Lohfelder

Dr. Horst Hartinger

Thomas Vietense

Prof. Dr. Dragan Macos

Prof. Dr. Markus Abel

Ruperta Westerberg

Dr. Ulrich Strunz für die Präsentation meines Buches „Zucker, Blut und Brötchen" und die vielen Anregungen auf seiner Webseite.

Ben Bikman für seine großartigen Präsentationen.

Stephen Phinney für sein Durchhaltevermögen und seine Forschung zum

Kapitel 1: Danksagung

Thema LowCarb / Keto. Hut ab, man muss erstmal 30 Jahre gegen den Strom schwimmen.

Mike Mutzel für die professionell geführten Interviews auf YouTube mit mehr als 150 amerikanischen Ärzten. Durch diese Interviews wurde ich zu vielen interessanten Büchern geführt.

Und bei vielen anonymen Teilnehmern im Strunz-Forum mit tollen Erklärungen und Anregungen zu vielen Büchern, die mit in dieses Buch eingeflossen sind.

Ohne Euch wäre dieses Buch niemals auf dieses Niveau gekommen.

Danke!

Kapitel 2: Inhaltsverzeichnis

Kapitel 1: Danksagung..5
Kapitel 2: Inhaltsverzeichnis..7
Kapitel 3: Ein wichtiger Hinweis vorweg...11
Kapitel 4: Vorwort..13
    Was ich mit diesem Buch erreichen möchte..............................13
    Gesundheit und Epigenetik..14
    Was genau sind die Ziele des Buchs..16
Kapitel 5: Einführung..19
    Keine Darstellung auf Molekülbasis..21
    Referenzen „how to"...21
    Kurze Erklärung zu Studien...21
        Epidemiologische Studien..22
        Klinische Studien..23
        Dosis...24
Kapitel 6: Genetisch korrekt - Wo wir herkommen und was wir vertragen. 27
    Was essen wir und was ist eigentlich „genetisch korrekt"?.........27
        Anpassungsfähigkeit...30
        Was soll man essen?..31
        Vorteile der genetisch korrekten Ernährung........................38
        Was ist Low Carb (LC)?..43
        Was ist Ketose?..44
        Vorteile der temporären Ketose..46
        Wie messe ich?...48
        Wie erlange ich die Ketolysefähigkeit?..............................48
        Abschließender Test auf Ketolysefähigkeit........................51
        Mögliche Nachteile einer dauerhaften Ketose....................52
        Krebs..55
        Glukose aus Fett herstellen?...58
        Vertiefung anabol vs. katabol..59
        Jojoeffekt bei der Diät...61
        Warnung vor dem Fasten als Diät.....................................62
        Eisenmangel verhindert abnehmen...................................63
        Risikoermittlung für Diabetes..64

Kapitel 2: Inhaltsverzeichnis

Diabetes Typ 2: Insulin ist der Schlüssel..................................64
Ketogene Ernährung reduziert Insulinbedarf um satte 94 % bei Typ 2 Diabetes..................................65
Kohlenhydrate sind nicht gleich Kohlenhydrate..................66
Was ist gefährlich am Gluten?..................................68
'Die Milch machts' oder was ist gefährlich am Casein?..................69
Aminosäuren sind wichtig..................................71
Cholesterin..................................72
Statine..................................73
Salz ist wichtig..................................75
Ein Wort zu Alkohol..................................76
Wo liegt der Systemfehler?..................................77
Zusammenfassung Thema Ernährung..................................78
Kapitel 7: Die Gefahren der (normalen) kohlenhydratreichen Ernährung...81
Insulin und Insulinresistenz..................................84
Angeborene Insulinresistenz und Chrom..................................85
Thema Fettleber..................................86
Maillard-Reaktion (1912)..................................87
Nebennierenüberlastung..................................88
Koronare Herzerkrankungen (KHK)..................................89
Die Wertigkeit heutiger Lebensmittel..................................90
  1. Banane..................................90
  2. Tomate..................................90
  3. Bohne..................................91
  4. Brokkoli..................................91
  5. Die tatsächliche Aufnahme bei 37.785 Personen..................92
  6. Fleisch..................................93
  7. Vitamine, generell..................................94
  8. Der Alltag beim Essen..................................96
Fazit..................................98
Karnivor vs. Herbivor..................................99
Kapitel 8: Umstellungsphase..................................103
Was soll ich zum Frühstück essen?..................................103
Vitamine..................................104
Eiweiß und Aminosäuren..................................104
Fettverdauung..................................106

Kapitel 2: Inhaltsverzeichnis

Das Minimumgesetz als Analogie..106
Verstopfung vermeiden..107
Verlangen nach Süßem oder Alkohol reduzieren..........................108
Was man alles falsch machen kann..109
Fundament der Gesundheit...112
Kapitel 9: Einführung in die Biochemie des menschlichen Stoffwechsels. 115
Warum sind die Mitochondrien so wichtig?..................................116
Zusammenfassung..121
    Energieträger..121
    Hochleistungsmodus vs. Schonprogramm...............................122
    Modus I: Pyruvatdehydrogenase (PDH) und Beta-Oxidation..........123
    Modus II: Laktat-Dehydrogenase (LDH).................................124
    Glykolyse (Basis für LDH und PDH).......................................125
    Ursachen einer Stoffwechselstörung..126
Verbildlichung der Energieproduktion des Mitochondriums........127
    Was passiert bei einer Betriebsstörung der Mitochondrien?....128
    Energieherstellung..129
Mitochondrien sterben unbemerkt..131
    Das Fass zum Überlaufen bringen..133
    Vorbeugen..134
Kapitel 10: Superstar Beta-Hydroxybutyrat...................................137
    BHB schützt die Muskeln...138
    BHB schützt den Darm...139
    BHB verringert epileptische Anfälle..139
    BHB wirkt entzündungshemmend..140
    BHB reduziert die Produktion von Radikalen.........................140
    BHB erhöht die Grundumsatzrate..141
    Ketogene Diät gibt länger Power..141
    Zusammenfassung zu Ketonkörpern..143
Kapitel 11: Cholesterin..145
    Fakten..146
    Zusammenfassung zu Cholesterin..151
    Anekdoten...153
    Funktionen von Cholesterin...154
    Hohe LDL Werte nach Umstellung?..155
Kapitel 12: Nahrungsergänzung...159

Kapitel 2: Inhaltsverzeichnis

    Tabelle mit den NEMS für jeden Tag (Basis)..........................159
    Hersteller für die Basis-NEMs..163
    Tabelle mit Wirkstoffen zum Ausgleich von Mineraliendefiziten.........164
    Eine beispielhafte Preisrechnung für eine gute Nahrungsergänzung....166
    Nahrungsergänzungsmittel, bitte beachten!...........................168
        Magnesiumstearat..168
        Vitamin A..169
        Kupfer, Mangan und Zink..169
        Zu viel Molybdän mindert den Kupferspiegel................170
        Verbindungsart...170
        B-Komplex...171
        Sonne und Vitamin D, aber bitte mit K2.......................171
        Cholin ist wichtig bei LCHF!.......................................172
Kapitel 13: Meditation und Stressmanagement...........................175
Kapitel 14: Eigene Erfahrung in Laborwerten.............................179
Kapitel 15: Wichtige Links...181
Kapitel 16: Wichtige Studien..182
Kapitel 17: Referenzen..200
Kapitel 18: Glossar...205

Kapitel 3: Ein wichtiger Hinweis vorweg

Dieses Buch illustriert ein komplettes bzw. ganzheitliches auf medizinische wie auch allgemeine Literatur gesetztes Verständnis vom Stoffwechselprozess des Menschen. Hinzu kommen viele damit in Zusammenhang stehende Erkrankungsbilder.

Die im Buch vorkommenden Einnahmevorschläge sind sorgfältig geprüft und nach besten Wissen und Gewissen erarbeitet worden. Ich selbst folge denen im Buch beschriebenen Einnahmevorschlägen bereits seit 2016.

Ein direktes Heilversprechen sowie eine Garantie können nicht gegeben werden. Dieses Buch ersetzt keinesfalls die Abklärung individueller Beschwerden und Einnahmevorschläge durch einen zugelassenen Therapeuten, wie z. B. einen Heilpraktiker oder Arzt.

Insbesondere sollten ärztliche Verordnungen nicht ohne Rücksprache mit dem behandelnden Arzt abgesetzt werden. Auf Basis dieses Buches und auf der Basis der genannten Studien können jedoch fundierte Vorschläge mit dem Arzt oder Heilpraktiker besprochen werden.

Eine Haftung des Autors, des Verlags und aller Personen, die an diesem Buch mitgearbeitet haben, für Personen-, Sach- oder Vermögensschäden ist ausdrücklich ausgeschlossen.

„Für Ihre Gesundheit, für Ihr Lebensglück sind einzig und alleine Sie selbst zuständig."

– *Ulrich Strunz*

Kapitel 4: Vorwort

Dieses Buch befasst sich mit dem Thema Ernährung und Gesundheit im Hinblick auf eine zu uns Menschen genetisch passende Form. Dazu habe ich den Ernährungsteil meines ersten Buches „Zucker, Blut und Brötchen" ausgegliedert, da das Gesamtwerk viele Aspekte umfasst, die nicht jeden interessieren. Der Aspekt „Ketose" wird vertieft bzw. die aktuellen Studien zu diesem Thema ergänzt und beschrieben.

Das Zielpublikum sind nach wie vor alle Mitmenschen, die Ihre Gesundheit selbst bestimmen und eigenverantwortlich in die Hand nehmen möchten.

Die Lehren habe ich auf Basis von wissenschaftlichen Studien gezogen, die ich nach Möglichkeit auch referenziere. Alternativ verweise ich auf die Bücher, in denen auf Basis von Studien die hier im Buch behandelten interessanten Fakten und Ergebnisse dargestellt werden.

Was ich mit diesem Buch erreichen möchte

Dieses Buch ist eine Zusammenfassung der über Jahre hinweg gesammelten Informationen und Fachliteratur zum Thema Ernährung. Es beschreibt, warum eine Ernährung mit deutlich reduziertem Anteil an Kohlenhydraten gut für uns Menschen ist. Der Weg, wieder gesund zu essen und somit gesund zu leben, wird beschrieben. Dazu erkläre ich, welche positiven Auswirkungen die Umstellung der Ernährung generell und auf die Leistungsfähigkeit beim Sport hat.

Mein Blickwinkel ist aus Sicht eines Naturwissenschaftlers (ich bin Diplom Wirtschaftsinformatiker), der Doppelblindtests als Goldstandard sieht und „Meinungen" oder Einzelfallbeschreibungen nicht akzeptiert. Ich verweise bei allen Aussagen immer auf die gegebene Fachliteratur bzw. direkt auf die Studien. Das ist der Anspruch, den dieses Buch stellt. Ralf Meyer stellt in seinem Buch „Chronisch Gesund" klar:

Nicht wer heilt, hat Recht. Das kann nämlich durchaus Zufall sein, sondern:

Wer heilt **und** die Behandlungsergebnisse objektiv nachvollziehbar labordokumentiert unter Beweis stellen kann, hat Recht (vgl. [19]).

Kapitel 4: Vorwort

Gesundheit und Epigenetik

Ich habe von Ron Rosedale eine schöne Metapher aufgegriffen, die ich hier im Vorwort platzieren möchte.

Stellen Sie sich Ihre Gene (ca. 21.000) vor wie ein Klavier. Sie können auf diesem Klavier nun verschiedene Stücke spielen:

- Das Gesundheitslied
- Das Bodybuilderlied
- Das Lied: „Mir doch egal, ich lebe nur einmal."
- Das Lied des Diabetes

Sie haben die Wahl, was Sie für ein Lied auf Ihrem „Klavier" spielen. Durch das Spielen und den Stil klingt das Klavier vollkommen individuell und wird auch unterschiedlich lang funktionieren.

Wenn es hier und da tatsächlich ein schlechtes Gen, übertragen auf dieses Bild eine defekte Taste, gibt, was vorkommen kann, so muss man sein Stück, welches man gern spielen möchte, umschreiben. D. h. wenn Sie Kohlenhydrate insofern schlecht verstoffwechseln, als das Sie bereits in jungen Jahren hohe Insulinwerte haben, so haben Sie exakt zwei Möglichkeiten:

- Sie können das Lied weiterspielen und zum Lied des Diabetes werden lassen oder
- ihr Stück umschreiben, d. h. Ihr Essverhalten ändern. Und schon wird aus diesem Werk ein Lied der Gesundheit.

Gene sind einerseits die Grundlage unseres Daseins. Es liegt anderseits an Ihnen, wie Sie ihre Gene ansprechen. Und wie Gene ausgeprägt werden, ob sie aktiv sind oder nicht, hängt sehr eng mit dem zusammen, was wir essen. Das ist besagte Epigenetik. Ein hervorragendes Buch dazu wurde von Ben Lynch geschrieben: „Schmutzige Gene" (vgl. [42]). Es ist im November 2018 auf Deutsch erschienen.

In seinem Buch werden die sieben Hauptgene beschrieben: MTHFR,

Kapitel 4: Vorwort

COMT, DAO, MAOA, GST/GPX, NOS3 und PEMT. Man kann anhand des Buches gut ermitteln, ob man ein defektes oder blockiertes Enzym, welches durch die Gene gebaut wird, hat.

Und dazu auch gleich ein tröstendes Wort, wenn man einen solchen Defekt feststellt: Bei vielen Defekten ist es so, dass man sich gut darauf einstellen kann, wenn man den Defekt kennt. Reaktionen des Körpers werden verständlich, wie z. B. eine lang anhaltende Verärgerung, auch Jähzorn genannt, durch ein langsames MAOA ggf. in Kombination mit einem langsamen COMT, ein frühes Entstehen grauer Haare (durch ein Mangel an L-Tyrosin bzw. Selen oder ein defektes GPX) oder die Empfindlichkeit gegenüber chemischen Gerüchen (defektes GST). Hier kann man sehr viel mit Epigenetik bewirken. Am wichtigsten sind Essen, Trinken und Schlaf bzw. Stressmanagement.

Ben Lynch beschreibt sehr schön, dass man durch ein, von der Norm abweichenden, Gen frühzeitig auf ein Problem aufmerksam wird, wie z. B. eine leichte Schwermetallbelastung, wie es bei mir der Fall war, was bei anderen Menschen mit funktionierendem Gen erst viel später auftritt. Somit beschäftigt man sich viel früher mit sich selbst, was man normalerweise überhaupt nicht macht, wenn keine Notwendigkeit dazu besteht.

Kapitel 4: Vorwort

Was genau sind die Ziele des Buchs

Die in diesem Buch beschriebene Lebensweise verfolgt zwei Ziele: ein kurz- bzw. mittelfristiges Ziel und ein langfristiges Ziel.

Das kurz- bis mittelfristige Ziel liegt auf der Hand. Ich wollte meine Gesundheitsprobleme loswerden. Und das ist mir inzwischen auch schon sehr gut gelungen. Die erstaunlichsten Verbesserungen sind:

- Ich hatte im Jahr 2018 keinen Heuschnupfen mehr. Das fand ich am erstaunlichsten, da mir der Heuschnupfen seit über 30 Jahren ein treuer Begleiter war.
- Der Reflux und das Sodbrennen sind weg.
- Meine Pickel auf dem Rücken, die ich 25 Jahre lang hatte, sind komplett verschwunden.
- Die Schmerzen in den Muskeln sind weg.
- Die Histaminintoleranz ist weg.
- Die Verdauungsprobleme sind weg, solange ich gesundes Essen ohne chemische Zusätze zu mir nehme.
- Ich habe keine Muskelkrämpfe in den Waden mehr.
- Ich schnarche nicht mehr. Gar nicht mehr!
- Morgens ist ein Nasenloch nicht mehr chronisch zu.
- Die Lendenwirbelschmerzen, die ich über 10 Jahre hatte, sind weg.
- Das Ganglion im rechten Knie ist weg.
- Mein latent hoher Blutdruck (140/90) ist nun seit Monaten fast zu niedrig (110/70). Oder aber einfach normal, wie es sich für einen schlanken Menschen gehört!
- Mein Tennisarm ist weg.
- Ich schlafe erholsam und inzwischen auch sehr schnell ein.

Kapitel 4: Vorwort

- Meine chronische Gastritis, die alle 3-4 Monate aufgetreten ist, ist verschwunden.
- Ich kann inzwischen locker 10 km und mehr laufen. Inzwischen bin ich bei 42 Minuten auf 10 km angekommen. Ich konnte 15 Jahre gar nicht joggen. Nach ein bis zwei Kilometern blockierte eine Sehne im linken Bein.

Das langfristige Ziel, was mit dieser Lebenseinstellung erreicht werden soll, ist, dass man gesund und leistungsfähig alt wird. Ziel ist, die letzten 10 bis 15 Jahre des Lebens nicht am Rollator zu hängen, sondern fröhlich im Wald spazieren zu gehen. Dass man nicht im Altersheim lebt, sondern im hohen Alter seinen eigenen Garten pflegt. Warum soll ich 80 Jahre alt werden, wenn mir die letzten 15 Jahre davon der Hintern abgeputzt werden muss?

Ich will mit 80 noch am Osterlauf teilnehmen. Nicht mehr gewinnen, aber teilnehmen. Als aktiver Läufer wohlgemerkt, nicht um im Rollstuhl als Zuschauer ran geschoben zu werden. Und mit 95 oder später einfach tot umkippen. Das ist das angestrebte langfristige Ziel des Buchs.

Wenn Sie sich mit diesem Ziel identifizieren können, dann gebe ich Ihnen in diesem Buch die Blaupausen mit an die Hand. Einige Erkrankungen sind einfach vollkommen unnötig, wenn man die Basics der menschlichen Biochemie beachtet.

„Ärzte müssen die Biochemie der Ernährung verstehen. Nur leider ist es ein Fach, was an der Uni nicht unterrichtet wird."

– *Robert Lustig*

Kapitel 5: Einführung

Dieses Buch beschreibt eine ganzheitliche Herangehensweise an folgende Probleme, die alle miteinander in Beziehung stehen:

- Verdauungsprobleme aller Art
- oxidativer Stress
- Diabetes Typ 1 und Typ 2
- Unterzuckerung
- Erworbene Mitochondriopathie (Stoffwechselstörung)
- nitrosativer Stress
- Unerklärliche Muskelschmerzen, nach längerem Sitzen und/oder am Abend
- Alkoholunverträglichkeit bzw. immer schlechter werdende Alkoholverträglichkeit.
- Reflux-Probleme, Sodbrennen
- unerklärliches Völlegefühl und wiederkehrende Durchfälle
- wiederkehrende Blähungen, meistens 30 bis 60 Minuten nach dem Essen
- Histaminintoleranz
- Ekzeme
- Hautprobleme, Nagelpilz
- Akne, u. a. auf dem Rücken und im Gesicht
- Einschlafstörung
- Durchschlafstörung
- Erschöpfung

Kapitel 5: Einführung

- leichte Depression
- nächtliches Schwitzen ohne Fieber
- Gelenkschmerzen wie z. B. Tennisarm (Epikondylitis)
- Gewebeschwäche wie z. B. Hämorrhoiden
- Entstehung von Ganglien, Muskelfaserrissen
- tendenziell „schlechte" Cholesterinwerte
- unerklärliche Leberbelastungen
- schlechte Nierenwerte (GFR)
- schlechte Blutwerte, u. a. für Leukozyten, Thrombozyten, Bilirubin, MDA-LDL, Gamma-GT, Vitamin B12 und Coeruloplasmin
- chronische Müdigkeit (bis hin zu chronischem Erschöpfungssyndrom (CFS))
- Nebennierenschwäche
- Antriebslosigkeit am Morgen
- Glutenunverträglichkeit bzw. Glutensensitivität

Darüber hinaus wird, mittels Studien untermauert, die Vorbeugung für folgende Krankheitsbilder beschrieben:

- Krebs
- Übergewicht / Fettleibigkeit
- Schlaganfällen
- Autoimmunerkrankungen wie Rheuma, Hashimoto, Multiple Sklerose, Lupus, usw..

Kapitel 5: Einführung

Keine Darstellung auf Molekülbasis

Ich gehe mit diesem Buch nicht „runter" auf Molekülebene oder chemische Reaktionen. Es wird kein stures Abschreiben und Wiederholen von Wissen, welches in anderen Fachbüchern ausführlich dargestellt ist. Ich gebe an wichtigen Stellen jedoch den Verweis auf genau diese Quellen, damit diejenigen, die es genau wissen möchten, ihr Fachwissen mit Primärliteratur vertiefen können.

Referenzen „how to"

Ich arbeite mit zwei verschiedenen Referenzen. Bücher und Studien. Studien haben immer den Buchstaben S vorweg. Es folgen zwei Beispiele:

Buch: (vgl. [2C], Seite 123)

Studie (vgl. [S1A])

Dabei habe ich mir erlaubt, hexadezimal zu zählen, also 0-F anstatt 0-9, ist aber ganz einfach: 0, 1, 2, 3, 4, 5, 6, 7, 8, 9, A, B, C, D, E, F, 10, usw.. Sie werden ohnehin nur anhand der Nummer suchen und diese ist einfach hexadezimal. Die Referenzen finden Sie am Ende des Buches.

Kurze Erklärung zu Studien

„Traue keiner Statistik, die Du nicht selbst gefälscht hast".

- Winston Churchill

Ich muss kurz ein paar Worte zu Studien schreiben, damit klar wird, warum es so viele gegensätzliche Aussagen gibt. In der Medizin werden hauptsächlich zwei verschiedene Arten von Studien eingesetzt:

- epidemiologische Studien
- klinische Studien

Kapitel 5: Einführung

Epidemiologische Studien

Das sind Studien, die man an Bevölkerungsgruppen vornimmt und aus denen man eine **Korrelation** feststellen kann. Aber diese Studien geben nur einen **Verdacht**, einen Hinweis, keinen Beweis (im Englischen sagt man „A correlation does not imply causation"). Man muss einen Verdacht aus einer solchen Studie mit sogenannten klinischen Studien (siehe unten) beweisen. Das ist extrem wichtig zu wissen, denn auf solch einer epidemiologischen Studie basiert die Katastrophe der Ernährungsempfehlungen der letzten 60 Jahre mit einem gigantischen Ausmaß an Fettleibigkeit und metabolischer Störung auf der Welt. Allen voran die Empfehlungen der USDA (United States Department of Agriculture), der sich viele Verantwortungsträger angeschlossen hatten. So auch die DGE (Deutsche Gesellschaft für Ernährung).

Kleine Anmerkung: Die aktuell im Jahr 2019 weltweit noch geltenden Ernährungsvorgaben mit dem hysterischen Schrei nach „Esst kein gesättigtes Fett", „Esst viele Kohlenhydrate in Form von Getreide", „Esst kaum rotes Fleisch" usw. sind nie mit einer Studie belegt worden, dass sie gesund für uns Menschen sind.

Nina Teicholz hat es geschafft, diese wahre Begebenheit im angesehenen Fachmagazin BMJ veröffentlicht zu bekommen (vgl. [SC2]). Und das muss man sich auf der Zunge zergehen lassen:

Die Ernährungsvorgaben wurden nie mittels einer klinischen Studie überprüft.

Es gibt nicht wenige Forscher, die sagen: Man muss alle epidemiologischen Studien komplett einstellen, da die viel zu viel Unheil angerichtet haben.

Als ein lustiges Negativbeispiel einer epidemiologischen Studie sei hier genannt, dass es eine sehr starke Korrelation gibt zwischen dem Essen von Margarine und den Scheidungsraten in einer amerikanischen Großstadt. Man merkt sofort, dass dies totaler Blödsinn sein muss.

Kapitel 5: Einführung

Klinische Studien

Klinische Studien sind der **Goldstandard** der medizinischen Beweisführung. Dabei werden Teilnehmer zufällig in zwei Gruppen aufgeteilt. Der einen Gruppe geben Sie eine Substanz (z. B. ein zu erprobendes Medikament oder eine spezielle Diät) und der anderen Gruppe geben Sie ein Placebo, sodass diese Gruppe nicht merkt, dass sie nichts bekommen. Nach einer angemessenen Zeit kontrollieren Sie das Resultat, z. B. über die Blutwerte oder andere objektiv feststellbaren Werte wie z. B. Körpergewicht.

Generell, wenn eine Studie benannt wird, dann schauen Sie sich diese Studie, wenn möglich, selbst an. D. h.:

- Passt die Überschrift zum Testaufbau? Ein Beispiel zu Low Carb (LC). Da wird am 20.6.2017 eine Studie (vgl. [21]) veröffentlicht, zu der in einer deutschen Zeitung steht: „Rehabilitation der Kohlenhydrate", LC bringe nix. Schaut man in die Studie, so sieht man, dass die in der „LC-Gruppe" 44 % Kohlenhydrate servieren und das ernsthaft als LC deklarieren. Aber Moment mal, LC bedeutet ca. 10-30 % Kohlenhydrate am täglichen Energiebedarf, eben weniger als 150 g. Und die Möhre bitte mitzählen, auch wenn in der Möhre nur ca. 2 g Kohlenhydrate enthalten sind.

- Sind die daraus gezogen Schlüsse logisch bzw. nachvollziehbar? Es gab in den letzten 50 Jahren Überschriften in Zeitschriften zu Cholesterin, die überhaupt nichts mit den Forschungsergebnissen zu tun hatten (Thema Missinterpretation).

- Ein sehr häufiger Mangel (streng genommen ein Fehler) bei Studien, insbesondere zu Vitaminen, ist, dass die Probanden nur gefragt werden, was sie einnehmen. Das ist nicht ausreichend, denn man muss messen, auch wenn das wesentlich teurer ist. Nur so kann man feststellen, ob die Probanden die Mittel auch wirklich genommen haben bzw. ob sie vom Körper aufgenommen wurden.

- Ist z. B. der eingesetzte Wirkstoff überhaupt nennenswert enthalten? Ein Doppelblindtest mit z. B. 10-100 mg Vitamin C täglich gegen

Kapitel 5: Einführung

- eine Kontrollgruppe wird natürlich kein Ergebnis bringen. Die Dosierung ist (aus orthomolekularer Sicht) viel zu niedrig, um eine Wirkung zeigen zu können.
- Ein anderes Beispiel ist eine in Amerika durchgeführte Studie mit Selen. In Amerika gibt es keinen Selenmangel in den Böden. Die Menschen haben dort vollkommen natürlich sehr hohe Selenspiegel von 130 mcg/l. Europa bzw. Deutschland hingegen ist ein Selenmangelgebiet. D. h. die Böden enthalten zu wenig Selen. Gibt man den Amerikanern nun zusätzlich Selen in Form eines NEMs (vgl. [1], Seite 166), so kann man sich fragen: Was soll die Studie? Ja, das führt zu einer Selenintoxikation. Nur gilt das eben nicht für Europa bzw. Deutschland, da es hier eine andere Ausgangsbasis gibt.
- Wurde bei den Personen überhaupt gemessen? Oder wurde nur befragt und dann per Tabelle ausgerechnet? Wurde z. B. auf Basis eines Wochenprofils hochgerechnet, was diese Person im letzten Jahr gegessen hat? Sie merken sicher bereits, dass das sehr schwache Voraussetzungen sind für eine gute Studie.

Letztendlich gibt es auch sehr viele sehr seriöse Studien. Sonst würde es auch gar nicht all diese interessanten Ergebnisse geben, die ich versuche, in diesem Buch darzustellen.

Dosis

Jeder Vitalstoff ist in der richtigen Dosis nützlich, kann aber auch gefährlich werden. Selbst reines Wasser wird ab einer bestimmten täglich getrunken Menge gefährlich. Das wusste schon Paracelsus:

„Alle Dinge sind Gift und nichts ist ohne Gift; allein die Dosis machts, dass ein Ding kein Gift sei."

Es ist gut, sich diesen Grundsatz zu merken und danach zu leben. Er trifft auf alle Vitalstoffe zu, die wir täglich zu uns nehmen. Für gewisse Vitamine hat der Körper ein Schutzsystem entwickelt, sodass er einen Überschuss schnell über den Urin abbaut. Das geht jedoch nicht mit allen Vitalstoffen.

Kapitel 5: Einführung

Insbesondere kritisch sind Selen, Bor, Vitamin A und Vitamin D.

„Wir können uns nicht aus dem Diabetesproblem rausmedikamentieren. Wir können das nur durch Prävention schaffen."

- Robert Lustig

Kapitel 6: Genetisch korrekt - Wo wir herkommen und was wir vertragen

Was essen wir und was ist eigentlich „genetisch korrekt"?

Wir als „aufrecht gehende Wesen" existieren seit ca. 3 Millionen Jahren. Seit ungefähr 15.000 Jahren sind wir häuslich geworden. Wir bauen Getreide an (siehe Wikipedia: Neolithische Revolution), wobei der Norden Europas wesentlich später, also erst vor ca. 5000 Jahren, damit begonnen hat, als der Süden. Man hat ca. 15.000 Jahre alte Kornspeicher in Babylon gefunden.

Unser Stoffwechsel ist über Jahrhunderttausende darauf getrimmt, natürliche Kohlenhydrate samt „Ballaststoff-Verpackung" in Form von Wurzelgemüse und Früchten zu bekommen, dazu viel Fleisch und Fett (in Form von Nüssen oder vom Tier) bzw. „was man so im Wald findet". Zur richtigen Jahreszeit Pilze und, wenn man in der Nähe von Gewässern gelebt hat, auch Meeresfrüchte, die es damals noch reichlich gab, und die noch nicht belastet waren. Dazu hat man tagsüber ständig seine Muskeln benutzt, um besagte Nüsse, Wurzeln zu sammeln und ggf. das Wild zu jagen. Dazu kommt, dass Fleisch vom Wild reich an Omega-3 Fetten ist, sodass man bei echtem, nicht in Gatterhaltung gefüttertem Wild, dringend auch das Fett mitessen sollte. Ganz im Gegensatz zum produzierten Fleisch aus Massentierhaltung, welches viel zu viel ungesundes Omega-6 enthält. Das kommt durch die verabscheuungswürdige Haltung und Ernährung der Tiere mit Getreide. Das können sie nämlich genauso wenig vertragen wie wir Menschen.

Vor vielen tausend Jahren haben die Menschen mehrere Stunden am Tag nach Nahrung gesucht oder gejagt. Später haben „wir" körperlich auf dem Feld oder im Beruf gearbeitet. Heutzutage gibt es in Amerika eine große Gruppe von Menschen, die sich keine Minute am Tag mehr bewegen (57 Sekunden). Dazu passt, dass in Amerika inzwischen 70 % der Menschen übergewichtig, davon 35% adipös, demnach krankhaft fett sind.

In Deutschland sind die Zahlen noch geringfügig besser. 54 % der

Kapitel 6: Genetisch korrekt - Wo wir herkommen und was wir vertragen

Menschen sind übergewichtig, 23 % davon fettleibig (vgl. [14]). Da erstaunt es auch nicht, dass im Jahr 2018 in Amerika nur noch 12% der Gesamtbevölkerung als metabolisch gesund gelten!

Kurze Zusammenfassung:

- Wir mussten für unsere Nahrung jagen und sammeln.
- Der Anteil an Eiweiß war aufgrund der Jagd höher.
- Zucker außerhalb der Frucht gab es nicht. Insgesamt waren Kohlenhydrate wenig vorhanden.

Insbesondere die letzten ca. 70 Jahre, nach dem 2. Weltkrieg, muss sich der europäische Mensch oder besser die Verdauung des Menschen damit abfinden, mit Kohlenhydraten bombardiert zu werden. Gleichzeitig gehört es im Jahr 2019 für viele von uns zum normalen Ausüben eines Berufes, sich praktisch nicht mehr zu bewegen und viel zu sitzen.

Daher ist es nur logisch und inzwischen basierend auf vielen Studien bewiesen, dass unser Stoffwechsel nicht gesund und normal funktionieren kann, wenn er täglich pfundweise (über den Tag addiert) Zucker und einfache Kohlenhydrate (u. a. Weißmehl oder geschälter Reis) verdauen bzw. verarbeiten muss (vgl. [1], [14]).

Dieser hohe Konsum von Kohlenhydraten ist erst möglich geworden durch den modernen Ackerbau und durch Franz Achard, der 1812 die Raffinerie des Zuckers aus der Rübe erfunden hat.

Die Überlastung des Stoffwechsels mit dem daraus resultierenden Übergewicht ist vollkommen unnötig. Man muss sich nur **genetisch korrekt** ernähren, dann passiert das nicht!

Der Grund dafür steht sogar in ärztlichen Lehrbüchern: Durch die Aufnahme von Kohlenhydraten und das damit verbundene Ausschütten von Insulin, stoppt der Körper die Fettverbrennung. So einfach (vgl. Florian Horn [3], Seite 133). Oder wie sagt es Ulrich Strunz so treffend: Wir haben, bildlich gesprochen, einen einfachen **Schalter**, den man über die Mahlzeit schalten kann:

- Essen wir kohlenhydratarm, also unter 150 g Kohlenhydraten und

Kapitel 6: Genetisch korrekt - Wo wir herkommen und was wir vertragen

> diese nur aus Obst und Wurzelgemüse, so verbrennt der Körper in den Kraftwerken Fett (vgl. [14], Seite 133).

- Essen wir Kohlenhydrate in großen (aber leider üblichen) Mengen (Softdrinks, Pizza, Schoko, Eis, Nudeln, Reis, Brot, Kartoffeln usw.), stoppt die Fettverbrennung komplett (vgl. [14], Seite 133)!

Merke: Kohlenhydrate betätigen den Schalter!

Die heutige übliche Form der Nahrungsaufnahme:

- **ca. 65 % Kohlenhydrate**
- **ca. 5-10 % Eiweiß**
- **ca. 30 % Fett, meistens schädliches Transfett oder Omega-6 Fettsäuren aus Zuchtfleisch und für den Menschen schlechtes sogenanntes Pflanzenöl (Mais, Sonnenblume, Raps, Weizen)**
- **unter 10 g Ballaststoffe**

Wir nehmen Kohlenhydrate häufig als leere Kohlenhydrate in Form von Zucker, Säften, Weizen bzw. Auszugsmehlen auf. Das ist eine krasse Veränderung, die der Mensch so schnell nicht adaptieren (annehmen, damit leben) kann. **Gesünder** ist die Mischung, die ich aus den Büchern u. a. von Ulrich Strunz, Ron Rosedale, Stephen Phinney, Jeff Volek und Robert Lustig entnommen habe:

- **ca. 25-30 % Kohlenhydrate, vorwiegend aus Gemüse und Hülsenfrüchten**
- **ca. 15-20 % Eiweiß**
- **ca. 50-60 % gesundes Fett aus Nüssen, Olivenöl, Avocados, Eiern, Schinken, Kokos**
- **ca. 20-50 g Ballaststoffe**

Ich ergänze: Kohlenhydrate in natürlicher bzw. komplexer Form als Gemüse und Obst, keine Säfte, kein Zucker, kein Weizen oder sonstiges Getreide. **Warum?**

Diese einfachen Kohlenhydrate korrelieren stark mit einer höheren

Kapitel 6: Genetisch korrekt - Wo wir herkommen und was wir vertragen

Sterblichkeit (vgl. [SA6]).

Die hier angeratenen 25-30 % Kohlenhydrate entsprechen bei einem 70 kg schweren Mann nur ca. 100-150 g Kohlenhydrate pro Tag, Eiweiß ca. 60 bis 100 g (also ca. 0,8 bis 1,3 g pro kg Körpergewicht, abhängig vom Faktor Sport und Stress), ca. 120 g Fett und 50 g Ballaststoffe. Ballaststoffe zählt man üblicherweise auch nicht mit bei der Gesamttagesbilanz, da sie nur Futter für unser Mikrobiom im Dickdarm darstellen (und für den Abtransport von Giften gebraucht werden).

Das ergibt zusammen ca. 2000 kcal mit:

- 4 kcal für jeweils ein Gramm Eiweiß oder Kohlenhydrate,
- 9 kcal je Gramm Fett und
- 1 kcal je ein Gramm Ballaststoff.

Das entspricht dem Tagesbedarf für einen 70 kg schweren Mann, der keinen bis wenig Sport macht.

Anpassungsfähigkeit

John Yudkin geht in seinem Buch davon aus, dass es ca. 300-3000 Generationen braucht, bis wir eine größere Veränderung in unsere Gencodierung aufnehmen (vgl. [14], Seite 83). Das sind 7500 bis 75.000 Jahre. Andere Forscher verweisen auf die heutige Verträglichkeit von Laktose in Nordeuropa und gehen eher von „nur" 10.000 Jahren aus. Für den nun seit 100 Jahren stark konsumierten Zucker und den total überzüchteten (Industrie-)Weizen (vgl. [2B]) kann sich die Verdauung in so kurzer Zeit nicht umstellen, um damit klar zu kommen. Insbesondere mit den über 10 neuen Formen von Gluten (ist nicht nur ein Protein, sondern eine Proteinfamilie) hat die Verdauung des Menschen große Probleme. Diese neuen Formen unterscheiden sich deutlich von den Urkörnern (vgl. [S23], [2B]). Die Folgen und Studien dazu führe ich im Buch „Von Zucker, Blut und Brötchen" zum Thema Leaky Gut aus (vgl. [4D]).

Kapitel 6: Genetisch korrekt - Wo wir herkommen und was wir vertragen

Was soll man essen?

Zusammenfassend kann man folgende Punkte festhalten, die eine genetisch korrekte Ernährung beschreiben:

- **Keinen Zucker**, in welcher Form auch immer, konsumieren. Nie mehr in nennenswerten Mengen über 20 g am Tag. Fruktose außerhalb der Frucht ist der Treiber für Diabetes (vgl. [SC7]). Und Fruktose führt zu gefährlichen Abbauprodukten wie **Methylglyoxal** (vgl. [SD7]).

- **Keine Bananen**, keine Süßigkeiten. Schokolade ist erlaubt ab 70 % Kakaoanteil, ein bis zwei Stück pro Tag wohlgemerkt, keine ganze Tafel. Ich lasse sie inzwischen ganz weg, da Schokolade mit Cadmium und Aluminium belastet ist.

- **Kein Brot, Nudeln** und sonstige Getreideprodukte essen, die **Gluten** enthalten (vgl. [SA6]). Wenn Sie nie Probleme mit Gluten hatten und ein Leaky Gut ausgeschlossen ist, dann könnte man in geringen Mengen ein Roggensauerteigbrot aus biodynamischen Anbau in den Ernährungsplan einbauen.

- **Keine Milch** und keine Milchprodukte konsumieren. Damit vermeiden Sie Casein. Das ist notwendig, wenn Sie den Verdacht haben, Milch nicht zu vertragen oder wenn Sie glutensensitiv sind. Selbst bei Verträglichkeit von Milch diese Produkte stark reduzieren, da man über die Milch auch Hormone aufnimmt.

- **Keine Sojaprodukte** verzehren, da Soja massiv in den Hormonhaushalt eingreift, insbesondere bei Kleinkindern (vgl. [3E], Seite 130). Zudem fördert Soja die Häufigkeit von Autoimmunerkrankungen (vgl. [3E], Seite 132). Am Ende des Tages ist es ein Kunstprodukt der Industrie.

- **Kartoffeln** stark einschränken. Wenn, dann besser **Süßkartoffeln** essen. Wer auf Gluten reagiert, kann auch auf die Proteine im Reis und Hafer reagieren (vgl. [3C], Seite 17). Ich verdaue Reis z. B. sehr schlecht. Süßkartoffel hingegen ausgezeichnet. Also liegt es

Kapitel 6: Genetisch korrekt - Wo wir herkommen und was wir vertragen

(selbstverständlich) nicht an den Kohlenhydraten, sondern am Gluten im Reis.

- **Linsen** sind einerseits gut, da sie viel Eiweiß liefern. Auf der anderen Seite enthalten sie Phytinsäure (vgl. [2D], Seite 293 bzw. [3c], Seite 195), was die Aufnahme von Mineralien hemmt, da sich Phytinsäure mit den Mineralien verbindet. Eine kleine Portion am Tag ist jedoch erlaubt.

- Die **obere Grenze** am täglichen Gesamtenergiebedarf bezüglich Kohlenhydraten (Carbs) soll bei ca. **150 g** (maximal 30 % des Gesamtenergiebedarfs so wie der Steinzeitmensch) in Form von Glukose (Stärke) liegen. Und das ist gar nicht so viel, wenn man alles einrechnet, also auch Obst und Gemüse.

- Die Grenze von **50 bis 150 g** ist jedoch individuell. Sie müssen ausprobieren, womit Sie sich wohl fühlen im Intervall von **50-150 g**. Es ist auch abhängig davon, welches Ziel Sie vor Augen haben und wie viel Sport sie treiben.

- Will man **konstant abnehmen**, so **reduziert** man die Kohlenhydrate am besten auf **50-100 g**. Hat man sein Zielgewicht erreicht, so kann man frei zwischen 50-150 g variieren.

- Sofern man gesund ist und sein Idealgewicht erreicht hat, darf und sollte man **auch** immer **mal** einen Tag dabei haben, an dem man **über 150 g** liegt. Es darf nur nicht die Regel werden, da sich sonst alle Nachteile der kohlenhydratreichen Ernährung wieder einstellen. Die Kohlenhydrate sollten jedoch aus einer gesunden Quelle, also Gemüse, Salat, Süßkartoffeln und in kleinen Mengen Obst kommen. Der Hintergrund, dass man ab und zu über 150 g Kohlehydrate zu sich nehmen sollte, liegt darin begründet, den **Stoffwechsel flexibel** bezüglich der Energielieferanten zu halten, ihn nicht von Glukose zu entwöhnen (was bei jahrelang stur Keto passieren kann). Insbesondere an Tagen, an denen man Sport macht, saugt der Körper die Kohlenhydrate auf, ohne dass der Blutzuckerspiegel großartig steigt. Man sollte dann aber auch immer mal einen Tag dabei haben, wo man nur 50g Kohlenhydrate

Kapitel 6: Genetisch korrekt - Wo wir herkommen und was wir vertragen

isst, eben mit dem Ziel: den Körper vom Stoffwechsel flexibel halten.

- Reduzieren Sie Obst und nehmen Sie mehr Gemüse zu sich. **Gemüse ist das bessere Obst.**

- Bereiten Sie Ihre **Mahlzeiten** selbst **frisch** zu. Das bedeutet ein Verzicht auf Fertigprodukte. Fertigprodukte tragen nicht zur gesunden Ernährung bei und sind oft randvoll mit Haltbarkeitsstoffen. Die möchte man nicht im Körper haben, insbesondere nicht, wenn man nicht mehr kerngesund ist. In Fertigprodukten fehlen oftmals die wichtigen Vital- und Ballaststoffe (vgl. [14]). Robert Lustig bezeichnet Fast Food als „ballaststofffreies Essen" (fiberless food).

- Zudem zeigt die Studie [SD6] in Abbildung 1 eindrucksvoll, wie sich exakt das gleiche Essen auf das Körpergewicht auswirkt, einmal verabreicht in natürlicher Form und einmal vorweg pulverisiert. In der pulverisierten Form war es vollkommen egal geworden, ob es sich um eine Diät mit vielen oder wenigen Kohlenhydraten handelt. Bei der Pulverform wurden plötzlich alle Ratten fett. Daher der Rat: **Essen frisch und ohne Zusätze selbst zubereiten**. In der natürlichen Form der Nahrung, nicht denaturiert. Das ist die halbe Miete.

- Man muss auf eine gute Versorgung mit **Salz** achten. Nach einer Studie an über 100.000 Teilnehmern liegt das Optimum zwischen **10-15 g Salz am Tag** (vgl. [S66]). Ja Sie lesen richtig, 10-15 g Salz am Tag und bei genetisch korrekter Kost bzw. Ketose liegt der Bedarf sogar noch ca. 2 g höher. Verwenden sollte man Salz aus ausgetrockneten Meeren (Ursalz), solange es dieses Salz noch gibt. Meersalz ist heutzutage belastet mit Plastik, Giften und Schwermetallen.

Was bleibt noch übrig? Was sollte man noch essen?

- Man sollte (Bio-)**Wurzelgemüse** essen so oft und so viel man möchte.

Kapitel 6: Genetisch korrekt - Wo wir herkommen und was wir vertragen

- Man darf täglich **Bio-Fleisch** und **Bio-Fisch** essen, am besten in Kombination mit Gemüse.
- Man darf Obst in kleinen Mengen essen, sofern man Fruktose gut verdaut. **Saisonal heimisches Obst** aus biologischem, besser aus biodynamischen Anbau, ist am besten.
- Alle Nahrungsmittel sollten in Europa angebaut worden sein.
- Man darf - auf mehrere Portionen verteilt - eine gute Handvoll **Nüsse** am Tag essen, jedoch nur so viel, wie man verträgt, d. h. gut verdaut. Die Verdauung wird über die Zeit, wo der Körper sich erholt und dann hoffentlich heilt, besser. Zudem sollte man die Phytinsäure beachten, welche die Aufnahme von Mineralien und Spurenelementen hemmt und die in Nüssen und Samen vorkommt (vgl. [2D], Seite 293). Über das ganze Jahr gesehen, profitiert man von **Mandeln und Macadamianüssen**, da diese einen sehr geringen Anteil an mehrfach ungesättigten Fetten haben und somit nicht so schnell ranzig werden. Genau aus diesem Grund sollte man Walnüsse nur frisch selbst aufbrechen. Denn Walnüsse besitzen ca. 47 % mehrfach ungesättigte Fettsäuren.
- Ergänzt man die Nahrung mit **Nahrungsergänzungsmittel** (**NEM**), da unsere Nahrung in Deutschland schon seit Jahrzehnten nicht mehr das enthält, was ursprünglich enthalten war, stellt man eine ausreichende Versorgung mit Vitaminen und Spurenelementen sicher. Mehr dazu finden Sie im Kapitel 7 zur Wertigkeit von Lebensmitteln. Dort findet sich die Auflistung aller NEMs, die man täglich nehmen sollte. Wichtig: Ich selbst verkaufe keine NEMs. Die aufgeführten NEMs sind somit nicht von mir, sondern von Unternehmen, die aus meiner Sicht gute Produkte ohne Zusatzstoffe herstellen. Ich erhalte auch keine Provision und ich bin nicht an diesen Unternehmen beteiligt.
- Den **Eiweißanteil** am täglichen Mix auf die benötigten 0,8 bis 1,0 g pro kg Körpergewicht erhöhen, z. B. durch Eier, Bacon, Hähnchenbrust, Steak, Linsen oder qualitativ gute Bio Whey-Eiweißshakes. Eine Anmerkung zu der These, Eiweiß schädige die

Kapitel 6: Genetisch korrekt - Wo wir herkommen und was wir vertragen

Nieren, dem sei die Studie [S22] und [SAE] ans Herz gelegt, in der gezeigt wird, dass sich nach 6 Monaten die Nierenleistung **verbessert** bei entsprechend erhöhter Aufnahme von Eiweiß im täglichen Essen. Es gibt keine Studie, die zeigt, dass die Nieren durch eine adäquate Menge an Eiweiß geschädigt werden. Was richtig ist, und hieraus erfolgt dieser Mythos: Nierenkranke, die bereits eine regelmäßige Dialyse erfahren, müssen den Konsum von Eiweiß einschränken.

- Als Erwachsener rate ich, nicht mehr als den angegebenen **Eiweißanteil von maximal 1 g pro kg Körpergewicht** dauerhaft konsumieren, denn ein hoher Konsum von Eiweiß geht mit einer höheren Rate an Gesamtsterblichkeit einher (vgl. [S65]). Ron Rosedale vermutet, dass die hohe Aufnahme von Eiweiß zu sehr den mTor- und IGF-Mechanismus im Körper auslöst (vgl. [3B]).

- Auf den **natürlichen** biologischen **Rhythmus** achten. Dazu ein Zitat vom Darmspezialisten J. Reckel „Iss morgens wie ein Kaiser, mittags wie ein König und abends wie ein Bettelmann." (vgl. [12], Seite 111).

- Eine ganz banale Sache: Auf **gutes Kauen** achten. Das ist enorm wichtig. Hier gilt das Sprichwort „Gut gekaut ist halb verdaut." Wenn Sie das Thema interessiert, suchen Sie einfach mal online zum Thema „Fletschern".

- Nehmen Sie nur eine kleine Portion süßer Früchte pro Tag zu sich, da der Dünndarm **nicht mehr als 30 g Fruktose** (Fruchtzucker) am Tag verdauen bzw. aufnehmen kann. Diese Menge kann der Dünndarm täglich in Glukose umwandeln, sodass sie nicht in der Leber abgearbeitet werden muss (vgl. [S67]).

- Wenn man mal Lust auf etwas Süßes hat, dann sollte man Honig nehmen. **Honig** lässt den Blutzuckerspiegel wesentlich geringer ansteigen als Glukose (vgl. [SB8]). Und zudem wandelt der Dünndarm kleine Mengen Fruktose in Glukose um (vgl. [S67]). Lesen Sie bei Heißhunger auf Süßes auch Seite 108.

- **Eiweiß am Morgen** und zum Mittag hin essen, da Eiweiß zu einer

Erhöhung der Körpertemperatur führt. Das kann man am Abend nicht gebrauchen, wo der Körper gern die Temperatur für die Nachtruhe absenken möchte (vgl. [2F], [3B], Seite 83).

- **Kohlenhydrate bitte nicht zum Frühstück** (vgl. [2F], Seite 33). Hintergrund ist das sogenannte „Dawn Phenomenon". Der Mensch hat am Morgen eine erhöhte Insulinresistenz. Sid Baker rät dazu, der Leber am Abend Energie in Form von Glukose bereitzustellen. Die Leber arbeitet in der Nacht sehr stark und ist das Organ mit dem höchsten Energiebedarf. Ich möchte aber hinzufügen: Die Leber kann sehr gut Fett verbrennen als Energielieferant.

- **Bewegen** Sie sich mindestens **dreimal in der Woche für mindestens 30 Minuten**. Wenn es geht, leichtes lockeres Laufen oder ein schneller Gang. Damit folgen Sie der Empfehlung der WHO.

- Essen Sie **tierisches Fett** aus Bacon (übrigens bis zu 95 % einfach ungesättigt), Fleisch und Eiern als Hauptquelle für das Fett. Ihre Cholesterinwerte, insbesondere HDL dankt es Ihnen. Nur so bekommen Sie einen guten HDL-Wert von über 60 mg/dl.

- Nehmen Sie **maximal einen Teelöffel** mehrfach ungesättigter Fette zu sich und hier auch nur aus Leinöl. Werfen Sie alle anderen sogenannten **Pflanzenöle** (das sind Öle aus Samen oder Bohnen und nicht Pflanzen und dazu gehören Sonnenblumen-, Maiskeim, Raps- oder Sojaöl) in den Müll. Sie sind chemisch hergestellt, sollten eigentlich Industrieöle heißen und enthalten zu viele Omega-6 Fettsäuren. Sie erhöhen das Risiko von Herzinfarkt und Krebs (vgl. [S4B], [34], Seite 83, 279 und [1]). Außerdem bildet sich bei diesen Ölen beim Erhitzen u. a. **Formaldehyd**. Dieser Stoff ist krebserregend.

- Benutzen Sie zum Kochen und Backen **Olivenöl**, Kokosöl, Avocadoöl, Butter, Schweine- oder Rinderfett. Das sind für den Menschen **gesunde Fette** und Öle.

- Achten Sie darauf, möglichst keine Gifte oder **Schwermetalle** über die Nahrung aufzunehmen. Kaufen Sie biologisch, oder besser

Kapitel 6: Genetisch korrekt - Wo wir herkommen und was wir vertragen

biodynamische Produkte.

- Installieren Sie einen **Wasserfilter** zu Hause, um Schwermetalle aus dem Trinkwasser zu entfernen. Carbonit © bietet verschiedene interessante Lösungen an, so auch Untertischfilter, die man nicht sieht.
- Noch ein Ausflug zum Thema ganzheitliche Heilung: Benutzen Sie Ihr **Mobiltelefon** nur im Notfall. Amerika hat Mobilfunk 2011 in die Klasse „2B" eingestuft, das bedeutet möglicherweise krebserregend. In dieser Klasse sind auch Blei, DDT und Diesel.
- Achten Sie auf einen guten und regelmäßigen **Schlaf** und **Entspannung**. Wenn man es hier ganz genau wissen will, legt man sich eine Oura-Ring zu. Der ist in der Lage, die Qualität des Schlafs und den Grad der Entspannung mittels Sensoren zu messen.

Im Grunde bräuchten Sie jetzt nicht mehr weiterlesen, es sei denn, es interessiert Sie, warum man das zuvor Beschriebene machen soll und welche Probleme man so in den Griff bekommen kann, unter denen man womöglich seit seiner Jugend leidet, oder welche Gefahren man so stark reduziert. Vielleicht interessieren Sie auch die zahlreichen Studien?

Bei vielen der oben genannten Probleme steht der Haus- und Facharzt häufig ratlos da. Die sich anschließende Fehldiagnose lautet häufig gern psychosomatisches Leiden oder Reizdarm.

Werden die falschen Medikamente verschrieben, kann sich eine leicht vorliegende Mitochondriopathie (Schwäche der Mitochondrien bzw. Schwäche des Stoffwechsels) verstärken, (vgl. [1]), da viele Medikamente der Schulmedizin die Mitochondrien, insbesondere die Mitochondrien der Leber, schwächen. Paracetamol ist ein Klassiker. Statine, Schmerzmittel, Beta-Blocker und andere Schmerzmittel gehören ebenfalls dazu.

Oder man ist dazu verdonnert, seine vorliegenden Allergien und Unverträglichkeiten zu pflegen, die gekommen sind, weil man sich genetisch falsch ernährt hat (zu viel Zucker, zu viele Kohlenhydrate).

Die Umstellung der Ernährung hat den praktischen Nebeneffekt, dass man kein Gluten mehr zu sich nimmt. Ein schlummerndes Problem von vielen

Kapitel 6: Genetisch korrekt - Wo wir herkommen und was wir vertragen

Menschen (vgl. [4D], Typ-3-Allergien, Blähungen, Leaky Gut und Candida).

Zudem ist es wichtig, hauptsächlich auf die Produkte zurückzugreifen, die man auch vor 100.000 Jahren zu der jeweiligen Jahreszeit gefunden hat. Das ist der Hintergrund der Paläo-Bewegung, um

- keine Konservierungsstoffe aufzunehmen,
- möglichst natürlich viele Vitamine zu sich zu nehmen,
- möglichst natürlich viele Spurenelemente zu sich zu nehmen und
- Zucker komplett zu meiden,
- Durch Fermentation kann man selbst natürlich konservieren, wie Oma!

Doch was bringt diese Umstellung auf genetisch korrekte Ernährung für Vorteile? Warum soll man sich das „antun"?

Vorteile der genetisch korrekten Ernährung

- Man bekommt einen **stabilen Insulin- und Blutzuckerspiegel** und vermeidet Heißhungerattacken durch fallende Blutzuckerspiegel.
- Durch eine rund um die Uhr laufende **Fettverbrennung** kann man sehr konstant abnehmen.
- **Stimmungsschwankungen** verabschieden sich.
- Beim **Sport** wird man interessanterweise wesentlich **ausdauernder** durch die wieder gut funktionierende Fettverbrennung. Das wird einige Wochen dauern.
- Der Körper ist besser in der Lage, **HGH** (Human Growth Hormon) herzustellen. Ein immens wichtiges Reparatur-Hormon (vgl. [5], Seite 107). Bei zu hohem Blutzuckerspiegel ist die Produktion von HGH verhindert (vgl. [4C], Seite 195).
- Das Herz und das Gehirn arbeiten 25 % **leistungsfähiger** mit **Ketonkörpern** (vgl. [9], Seite 203). Ketonkörper werden noch

Kapitel 6: Genetisch korrekt - Wo wir herkommen und was wir vertragen

ausführlich erklärt. Es sind Energiemoleküle, die der Körper bei niedrigem Glukosespiegel im Blut in der Leber herstellt.

- **Allergien** bzw. allergische Reaktionen reduzieren sich oder verschwinden (Typ 1, z. B. Heuschnupfen).
- **Unverträglichkeiten** verschwinden (Typ-3, z. B. Laktoseintoleranzen).
- Das Gehirn **schrumpft** signifikant **weniger**, sofern der Blutzuckerspiegel nicht mehr ständig über 140 mg/dl geht, d. h., wir verblöden nicht weiter unter den Kohlenhydraten (vgl. [2], Seite 20, vgl. [9], Seite 41).
- Die „Verfeuerung" (**Beta-Oxidation**) der Fettsäuren wird nicht mehr durch einen zu hohen Glukosewert im Blut gestoppt (vgl. [3], Seite 133). Im Gegenteil: Bei einem niedrigen Glukosewert im Blut werden vermehrt Fettsäuren zur Energieherstellung genutzt.
- Der Darm wird nicht mehr durch Casein und Gluten gereizt. Die erhöhte **Durchlässigkeit** normalisiert sich. Das ist messbar durch den Wert Zonulin (vgl. [4D], Kapitel Leaky Gut).
- Durch die Aufnahme von Eiweiß bei einer genetisch korrekten Ernährung steigt der **Insulinspiegel** laut Ben Bikman nicht messbar an, im Gegensatz zum starken Anstieg von Insulin im Rahmen eines „normalen" Essens mit 60 % Kohlenhydraten (vgl. [SC3]).
- Der Körper erlernt erneut (wir konnten das einmal als Kleinkind), **Ketonkörper** zu verwerten. Das passiert auch bei dem Verzehr von 50-150 g Kohlenhydrate und nicht nur bei unter 30 g Kohlenhydraten.
- Es entsteht **weniger oxidativer Stress** bei der Verstoffwechselung von Fetten und vor allem Beta-Hydroxybutyrat (vgl. [S3E]).
- Der Signalweg mTor und IGF wird durch die stark reduzierte Aufnahme von Kohlenhydraten und die korrekte Menge von Eiweiß nicht ständig getriggert. Der mTor-Signalweg steht im Verdacht, eine wichtige Rolle beim Thema Krebs zu spielen (vgl.

Kapitel 6: Genetisch korrekt - Wo wir herkommen und was wir vertragen

[3B]).

- Die Blutfettwerte **HDL**, LDL und Triglyceride bessern sich (vgl. [S3F], [S40], [S48], [S49]). Möglich ist, dass sich HDL verdoppelt, hingegen Triglyceride sich drittelt (vgl. auch [48], Seite 106). Das deckt sich auch mit der eigenen Erfahrung.

- Die Werte, die **Entzündungen** kennzeichnen, gehen bei einer LCHF (Low Carb Healthy Fat) Ernährung stark zurück (vgl. [S40], [S49]).

- Durch die korrekte Menge von Eiweiß gegenüber der normalen Ernährung erfolgt ein besserer **Muskelaufbau** (vgl. [S43]) und man bekommt ein schlagfertiges Immunsystem.

- Laut der Studie [S48] aus dem Jahr 2018 kann sich ein Diabetes Typ 2 mit einer Erfolgsquote von 60 % umkehren. D. h. Sie wären infolge kein Diabetiker Typ 2 mehr (vgl. [S48]).

- Die Fettverbrennung in den Zellen wird aufgrund der vermehrten Bildung von Mitochondrien deutlich besser. Es zeigt sich, dass nicht nur hier die bisherigen Annahmen aus der Biochemie gründlich überarbeitet werden müssen. Der Mensch ist in der Lage, nahezu das doppelte an Fett in der Minute zu verbrennen, als man das bislang angenommen hat. So ging man bislang davon aus, dass der Mensch 60 g Fett in der Stunde verbrennen kann. Phinney zeigte bereits 1983, dass man das in nur wenigen Wochen auf 112 g pro Stunde durch Ketolysefähigkeit steigern kann, also sich nahezu verdoppeln lässt (vgl. [3A], Seite 23 bzw. [SA8]). Es liegt auf der Hand, dass das im Profisport einen enormen Vorteil bringt bei Sportarten, die auf Ausdauer angewiesen sind, wie z. B. Halbmarathon oder Marathon. Aber auch Fußballmannschaften experimentieren im Jahr 2019 mit diesem Umstieg der Ernährung (Juventus Turin).

Sie dürfen Fett und vor allem Fleisch (aus artgerechter Haltung) essen. Die Menge ist nicht limitiert. Dies wird wohl der Geldbeutel automatisch reduzieren, denn es darf nur gutes Bio-Fleisch bzw. Fleisch von freilebenden und am besten mit Gras gefütterten Tieren sein. Und man sollte die

Kapitel 6: Genetisch korrekt - Wo wir herkommen und was wir vertragen

vorgegebene Menge an Eiweiß beachten. Zudem macht so ein Stück Fleisch richtig satt.

Wenn man „genetisch korrekt" isst, wird man automatisch **viel schneller und lang anhaltend satt**. Warum ist das so? Da spielt das Thema Insulin und Blutzucker eine Rolle: Durch diese Ernährungsweise steigen der Blutzucker und in Folge Insulin bei weitem nicht so stark an und fallen im Anschluss nicht so stark ab. Durch den fallenden Glukosespiegel bei kohlenhydratreicher Ernährung meldet das Gehirn: Hunger!

Aber zunächst eine grobe Darstellung, was passiert, wenn wir Kohlenhydrate in Form von Glukose (Zucker ist zur Hälfte Glukose) zu uns nehmen, die dann als sogenannter Blutzucker in den Blutkreislauf kommt:

- Bei Aufnahme von Glukose steigt der Blutzuckerspiegel. Die Bauchspeicheldrüse produziert als Reaktion darauf Insulin.
- Das Insulin öffnet die Körperzellen für den Blutzucker (Glukose). Dieser wird von den Zellen aufgenommen und der Blutzuckerspiegel fällt. Hier gilt: Je mehr Muskeln man hat, desto besser kann man (auch höhere Mengen) Blutzucker aufnehmen.
- Fett wird bei hohem Glukosewert im Blut und somit erhöhtem Insulinspiegel nicht mehr als Energielieferant benutzt und in Zellen weggesperrt (vgl. [3], Seite 133).
- Kommt zu oft zu viel Insulin bei den Körperzellen an, insbesondere wenn die Zellen bereits voll mit Glukose oder Fett sind, „stumpfen" diese ab. Es bildet sich eine sogenannte Insulinresistenz. Man spricht von einem Gewöhnungseffekt.
- Dadurch muss die Bauchspeicheldrüse härter arbeiten und mehr Insulin bereitstellen, um die gleiche Menge Glukose in die Muskeln und die gleiche Menge Fett in die Fettzellen einzubringen. Diese wird nun wesentlich mehr gefordert, was über Nüchterninsulin messbar ist.
- Das Zuviel an Glukose wird in Fett (Triglyceride) umgewandelt (vgl. [3], Seite 141-146).

Kapitel 6: Genetisch korrekt - Wo wir herkommen und was wir vertragen

- Gefährlich wird die Situation vor allem dann, wenn die Fettzellen kein Fett mehr aufnehmen. Die Bauchspeicheldrüse schüttet nun sehr viel Insulin aus. So unterbindet Insulin jegliche Fettverbrennung, ein Teufelskreis: **Die hohen Mengen an Insulin verstärken die Insulinresistenz und die Insulinresistenz führt zu höheren Insulinwerten.**
- In einem späteren Stadium fällt der Insulinspiegel wieder ab, da die Bauchspeicheldrüse erschöpft ist bzw. Betazellen absterben. Der Glukosespiegel steigt nun in gefährliche Höhen.
- Wenn die Bauchspeicheldrüse erschöpft ist, spricht man vom Diabetes Typ 2. Der Blutzuckerspiegel ist dann dauerhaft zu hoch.
- Hohes Insulin erhöht das Krebsrisiko (vgl. [3B]).

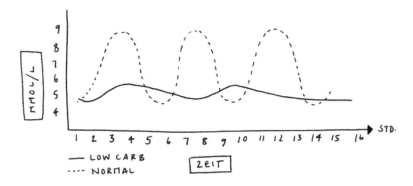

Bei genetisch korrekter Kost dagegen kommt es nicht zu diesen Glukosespitzen im Blut und somit auch nicht zur erhöhten Ausschüttung von Insulin. So hält das Sättigungsgefühl viel länger an, da die Bauchspeicheldrüse nicht so viel Insulin induzieren muss und der Blutzuckerspiegel so, zeitversetzt nach dem Essen, nicht stark fällt. Denn das verursacht Hunger, ausgelöst durch hormonelle Reaktionen!

Die Kurve des Insulinspiegels wie auch des Blutzuckerspiegels verläuft bei einer genetisch korrekten Ernährung wesentlich flacher und ohne die stark abfallenden Flanken (Das ist der untere Verlauf in der Grafik).

Beispiel: Meine Frau und ich essen aktuell häufig unter der Woche zum Frühstück den Paläo-Pancake oder eine große Portion Bacon mit 1-4 Eiern und roten Bohnen. Die Sättigung hält bei diesem Essen sehr gut an, oft bis zu 6 Stunden kein Hungergefühl. Auf den Pancakes sind nur einige wenige Gramm Zucker in Form von Honig. Die Pancakes enthalten nur ganz wenige Kohlenhydrate im „Mehl", denn das verwendete Mandelmehl hat nur 5 % Kohlenhydrate. Im Gegensatz zu Weizenmehl mit ca. 71 %.

Was ist Low Carb (LC)?

Low Carb (LC) bedeutet, dass man die Aufnahme an Kohlenhydraten stark reduziert, nämlich auf 50 g bis maximal 150 g am Tag, was ca. 10-30 % der Gesamtenergiemenge von 2000 kcal entspricht. Meine Definition der genetisch korrekten Ernährung ist eine Low Carb Ernährung.

Der Mensch benötigt individuell verschieden ca. 70-200 g Glukose am Tag, die der Körper notfalls selbst herstellen muss (und kann, daher gibt es „uns" noch. Die Leber kann bis zu 200 g Glukose am Tag (hauptsächlich aus Eiweiß bzw. der Aminosäure Alanin) herstellen, vgl. [3]). Ich möchte anmerken, dass das wirklich nur ein Notablauf ist, denn der Körper braucht 180 g Alanin, um 100 g Glukose herzustellen. Dafür baut er 900 g Muskelmasse ab (vgl. [48], Seite 33). Das ist der Grund, warum Fasten ohne Ketolysefähigkeit so gefährlich ist!

Aber:

Hier muss man anmerken, dass der menschliche Körper diese Menge an Glukose nur dann benötigt, solange er keine Ketonkörper verstoffwechseln kann. Sobald man wieder Ketonkörper verstoffwechseln kann, worauf ich im folgenden Unterkapitel eingehen werde, und sobald die Muskeln wieder gut Fett direkt verstoffwechseln, liegt die täglich benötigte Menge an Kohlenhydraten unter 100 g am Tag. Denn der Bedarf des Gehirns reduziert sich von 120 auf 40 g, wenn das Gehirn wieder Ketonkörper verstoffwechseln kann (vgl. [3], Seite 146).

Daher ist die individuelle Menge für die benötigten Kohlenhydrate verschieden, da die Dimension Muskeln auch eine wichtige Rolle spielt.

Kapitel 6: Genetisch korrekt - Wo wir herkommen und was wir vertragen

Menschen mit mehr Muskeln dürfen ruhig etwas mehr Kohlenhydrate aufnehmen, da die Muskeln sehr gut Kohlenhydrate aus dem Blut aufnehmen. Mit mehr Muskelmasse muss man sich nicht an der unteren Grenze von 50 g halten. Hier kann man problemlos 100 bis 150 g Kohlenhydrate aufnehmen und kommt trotzdem in den Genuss all der Vorteile der genetisch korrekten Ernährung, die im Kern eine LCHF-Ernährungsform ist.

Entwarnung:

Nach erfolgreicher Umstellung des Körpers auf eine genetisch korrekte Ernährung kann die Leber aus verschiedenen Quellen Glukose herstellen, u. a. Glycerin oder Ketonkörpern (vgl. [48], Seite 52). Wir hätten ganz sicher auch keine drei Millionen Jahre überlebt, wenn wir ständig unsere Muskeln abbauen würden. Die Leber kann am Tag ca. 150 g Ketonkörper herstellen, um den Bedarf der Organe im menschlichen Körper, die Ketonkörper verstoffwechseln können, voll abzudecken. Die Ketonkörper ersetzen in diesem Fall die vorher verwendete Glukose. Aber was genau sind Ketonkörper?

Was ist Ketose?

Ketose ist ein Zustand im menschlichen Körper, bei dem Energie aus sogenannten Ketonkörpern gewonnen wird. Zum Erreichen der Ketose reduziert man die Aufnahme von Kohlenhydraten auf unter 50 g pro Tag. Das ist aus meiner Sicht (die auch noch begründet wird) nur temporär sinnvoll.

Für diesen eingeschränkten Kreis ist es jedoch sehr sinnvoll:

- Für Menschen, die gern **abnehmen** möchten, geht das so sehr einfach, natürlich und mit großen Vorteilen bezüglich Fettstoffwechsel und Entzündungen (vgl. [S70]).
- Menschen, die bereits insulinresistent bzw. **Diabetiker** geworden sind (vgl. [S6F]).
- Menschen mit **Krebs**.
- **Profisportler**, die im **Ausdauersport** besser werden wollen (vgl.

Kapitel 6: Genetisch korrekt - Wo wir herkommen und was wir vertragen

[S6D]), indem Sie keine Probleme mehr haben, genug Energie für einen Marathon oder gar den Ultraman bereitzustellen. Sie tragen die Energie mit sich, man muss sie nur zu nutzen wissen.

- Menschen mit einer **Autoimmunerkrankung**, da Ketose nachweislich entzündungshemmend wirkt (vgl. [S6E], [S6F]).
- Menschen, die an **Epilepsie** leiden (vgl. [48]).

Im Zustand der Ketose bildet die Leber sogenannte Ketonkörper, die u. a. vom Herz, den Nieren oder vom Gehirn verbraucht werden können, sozusagen als „Glukoseersatz" (vgl. [3], Seite 147). Genau hier gibt es eine sehr interessante Untersuchung, dass besagte Organe 25 % leistungsfähiger sind, wenn sie mit Ketonen versorgt werden (vgl. [9], Seite 203).

Wenn man seine Ernährung auf Low Carb bzw. Keto mit weniger als 50 g Kohlenhydrate umstellt, so befindet man sich binnen weniger Tage bzw. Wochen in der sogenannten leichten Ketose. Wobei man anmerken muss, dass z. B. ein zu hoher Cortisolspiegel die Umstellung auch verhindern kann. Durch Stress wird Cortisol ausgeschüttet. Dieses führt zum Muskelabbau und zur Glukoneogenese. Das wiederum erhöht den Blutzuckerspiegel.

An dieser Stelle möchte ich den Tipp gegen, dass man zum Start sehr gut auf eine korrekte Versorgung mit Eiweiß achten sollte, da der Körper kurzfristig in den ersten Tagen noch reichlich Glukoneogenese betreibt. Daher ist es am Anfang sehr wichtig, Eiweiß in der Höhe von 1 g auf 1 kg Körpergewicht zu konsumieren.

Man muss jedoch auch erwähnen, dass ein häufiger Fehler zum Erreichen der Ketose darin liegt, zu viel Eiweiß zu sich zu nehmen, nämlich 2-4 g Eiweiß pro kg Körpergewicht. Dann denkt man zwar, man sei in Ketose, ist es aber nicht, da der Körper sehr stark Eiweiß per Glukoneogenese zu Glukose umbaut, wenn solch hohe Mengen verzehrt werden.

Sie sehen, aller Anfang ist schwer. Ich persönlich halte es für sinnvoll, das Ziel Ketolysefähigkeit langsam wiederherzustellen. Man sollte sich ca. 8-10 Wochen vornehmen, in denen man die Kohlenhydrate immer weiter reduziert bis man in der letzten Woche bei 30g Kohlenhydraten aus Gemüse angekommen ist. Danach hängt es sehr von den eigenen Zielen ab, was man

Kapitel 6: Genetisch korrekt - Wo wir herkommen und was wir vertragen

in den kommenden Monaten erreichen möchte.

Will man lediglich konstant abnehmen, so schafft man das auch gut mit 100 g Kohlenhydraten am Tag. Mark Sisson (vgl. [35], Seite 174) beschreibt dieses Intervall von 50-150 g als den Bereich, wo jeder Mensch individuell feststellen muss, wo er sich am wohlsten fühlt.

Wichtig zu wissen ist, dass Ketose uns „durch den Winter" bringt, nur auf der Basis von Fett. Es ist ein Notprogramm. Nur sollte man das Notfallprogramm nicht mit dem Dauerprogramm verwechseln, es sei denn, man gehört zur Gruppe der Diabetiker, hat die Diagnose Krebs oder leidet an Epilepsie. Dann ist es absolut das richtige Mittel.

Ketoazidose:

Noch kurz zum Thema Vergiftung mittels Ketonkörper: Eine „Vergiftung" durch Ketonkörper kann nur bei Menschen mit Diabetes Typ 1 auftreten, da der gesunde Mensch ab einer gewissen Höhe (über 5.0 mmol) von Ketonkörpern Insulin herstellt, um die weitere Bildung von Ketonkörpern zu stoppen. Gesunde Menschen müssen sich somit überhaupt keine Sorgen machen über das Thema Ketoazidose, also die Selbstvergiftung durch Ketonkörper.

Vorteile der temporären Ketose

Man spricht in diesem Zusammenhang auch von der sogenannten Ketolysefähigkeit. Es bedeutet, dass Sie wieder in der Lage sind, Ketonkörper zu verstoffwechseln. Das ist ein großer Zugewinn an Lebensqualität und bedeutet eben nicht, dass Sie dauerhaft weniger als 50 g Kohlenhydrate essen müssen. Das mache ich auch nicht. Aber ich habe dauerhaft Ketonkörper im Blut, gemessen per Ketonkörpermessgerät. Mein Level liegt zwischen 0,1 und 1,5 mmol/l. Doch warum ist das erstrebenswert?

Wenn Sie es schaffen, die Ketolysefähigkeit des Körpers wieder herzustellen, ist Ihr Gehirn in der Lage, den großen Energiespeicher **„Körperfett"** (10-20 kg beim sportlichen Menschen, entspricht 90.000 bis **180.000 kcal**; aber auch Leistungssportler haben noch 4-8 Kilo Fett und somit 36.000 bis 72.000 kcal an Energie im Körper) zu benutzen. Dazu im

Kapitel 6: Genetisch korrekt - Wo wir herkommen und was wir vertragen

Vergleich der winzige Speicher von ca. 100 g Glykogen (entspricht **400 kcal**) in der Leber.

Die Muskel selbst besitzen bei Sportlern, die auf einen hohen Kohlenhydratkonsum setzen (Normalfall), einen Vorrat von ca. 400-500 g Glykogen. Das entspricht aber auch nur der Energiemenge von ca. 2000 kcal. Ein Witz gegen die zwei- bis dreistelligen Zahlen an Energie in Form von Fett. Und das Gehirn kann diesen Speicher der Muskeln nicht benutzen. Die Muskeln geben die Glukose nicht wieder aus ihren Zellen heraus.

Als Veranschaulichung dazu das folgende Bild: Ihr Gehirn, sofern Sie noch nicht ketolysefähig sind, benutzt die ganze Zeit über den kleinen Akku auf der linken Seite. Nachdem Sie wieder ketolysefähig sind, haben Sie aus Sicht des Gehirns den Stecker wieder in die Steckdose gesteckt und beziehen „unbegrenzt" Energie.

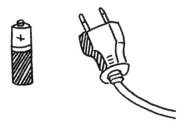

Diese Abbildung soll diesen Vorteil darstellen. In diesem Zustand werden Sie problemlos eine Mahlzeit ausfallen lassen können. Und in diesem Zustand können Sie nicht unterzuckern, da das Gehirn auch gern 100 % der Energie aus Ketonkörpern beziehen kann (vgl. [S44]). Bewiesen hat man das in einer Studie, bei der Freiwilligen, die sich in Ketose befanden, Insulin gespritzt wurde. Normalerweise verliert ein Mensch unter 60 mg/dl Blutzucker das Bewusstsein und kann sogar versterben. Bei diesen Personen sank der Blutzuckerspiegel auf 18 mg/dl. Sie waren ohne Ausfallerscheinungen. Gerade diese Tatsache dürfte für Diabetiker Typ 2 sehr interessant sein, denn eine gefährliche Unterzuckerung kann beim Menschen, der Ketonkörper verwerten kann, nicht mehr vorkommen.

Kapitel 6: Genetisch korrekt - Wo wir herkommen und was wir vertragen

Basischer?

Was man wissen sollte: Die ketogene Ernährung führt **nicht** zu einer Störung des Säure-Basehaushalts. Im Gegenteil, mit der LCHF bzw. ketogenen Ernährung wird das Blut sogar basischer. Bewiesen in dieser Studie [S4A] im direkten Vergleich zu einer (normalen) Ernährung, die hoch an Kohlenhydraten ist.

Wie messe ich?

Wie schon geschrieben, sollte man mit einem Ketonkörpermessgerät messen, da der Körper mit erworbener Ketolysefähigkeit kaum Ketonkörper über den Urin ausscheidet. Das macht ja auch keinen Sinn, da es eine Energieverschwendung darstellt. Die Ketonkörper-Teststreifen, die es zu kaufen gibt, sollte man somit nicht benutzen, da die nur aufzeigen, was der Körper ausscheidet. Das bedeutet nicht, dass man tatsächlich in Ketose ist, sondern eher, dass der Körper versucht, in Ketose zu kommen. Wie schon geschrieben, kann es einige Tage, ggf. sogar Wochen dauern, bis sich der Körper wieder umgestellt hat. Die sich anschließende Umstellung der Muskeln auf Fettverbrennung dauert hingegen tatsächlich Monate.

Ich selbst benutze aktuell das Produkt der Firma Swiss Point mit dem Namen „GK Dual Blutzucker- und Ketone Messgerät (mg/dl)".

Die Werte liegen nach erworbener Ketolysefähigkeit deutlich niedriger als am Anfang, da die Muskeln nach ca. vier bis zwölf Wochen nahezu komplett auf direkte Fettverbrennung wechseln und keine Ketonkörper verwenden. Somit werden die Ketonkörper nur noch fürs Gehirn und kleinere Konsumenten hergestellt. Der Körper stellt von dieser Energie nur so viel her, wie man auch benötigt. Shanahan nennt das „keto-flux", den schnellen Umsatz von Ketonkörpern (vgl. [37], Seite 312).

Wie erlange ich die Ketolysefähigkeit?

Ich fasse an dieser Stelle das Buch „The Keto Reset diet" von Mark Sisson zusammen (vgl. [37]), welches dieses Thema am besten und in aller Ausführlichkeit beschreibt (über 300 Seiten) und was auch sehr zu empfehlen ist, wenn man das Thema vertiefen möchte oder sich unsicher ist,

Kapitel 6: Genetisch korrekt - Wo wir herkommen und was wir vertragen

diesen Schritt zu gehen.

Die Umsetzung bricht sich auf in zwei Phasen mit einem Test nach Phase eins.

Phase 1:

Sie setzen die beschriebene **genetisch korrekte Ernährung** um. Dazu reduzieren so Ihren Kohlenhydratbedarf auf maximal 150 g am Tag. Vor allem konsumieren Sie keinen Zucker und keine einfachen Kohlenhydrate mehr. Damit schütteln Sie die gesamten Probleme des ständigen Auf und Ab des Blutzucker- und Insulinspiegels ab. Das klappt wirklich.

Diese Phase dauert mindestens 21 Tage. Um sich nicht zu überfordern, kann man sich hierfür 2 Monate Zeit nehmen, um sich langsam dran zu gewöhnen, Kohlenhydrate immer weiter zu reduzieren, insbesondere wenn Sie aus der „normalen" Ernährung kommen und ca. 400-800 g Kohlenhydrate am Tag konsumieren.

Was Sie in den letzten 2 Wochen dann aufnehmen, ist das sogenannte intermittierende Fasten (intermittent fasting) ohne (oder auch mit) auf Gesamtkalorien zu verzichten. Das bedeutet ein zeitlich begrenztes Fasten. Ich praktiziere es so, dass ich bis 14.00 Uhr gegessen habe und dann erst wieder morgens um 6:00 Uhr frühstücke. Das sind dann 16 Stunden ohne Essen. Aber fangen Sie mit 12 Stunden an, dann 13 usw. bis zu 16 Stunden. Das funktioniert problemlos, wenn man von ständig schwankenden Blutzuckerspiegeln durch Zucker und einfache Kohlenhydrate aus Auszugsmehlen heruntergekommen ist.

Test:

Bevor man nun für 6 Wochen in Ketose geht, stellt man sich folgende Testfragen. Man beantwortet sie ehrlich mit einer Punktzahl von 1 (klappt gar nicht) bis 10 (voll umgesetzt).

Erreicht man 90 Punkte oder mehr, kann man in die volle Ketose wechseln, ohne eine Keto-Grippe zu bekommen. Als Keto-Grippe bezeichnet man die Entzugserscheinungen, die auftreten, wenn man zu schnell und radikal alle Kohlenhydrate aus der Nahrung streicht.

Man sollte auf eine reichliche Salzzufuhr (10-15 g) achten und vorab auch

Kapitel 6: Genetisch korrekt - Wo wir herkommen und was wir vertragen

die Mineralien im Vollblut prüfen lassen. Der Mensch braucht in Ketose mehr Natrium und das bekommt er über gutes Salz.

Hier nun die frei von mir übersetzten Fragen von Mark Sisson (vgl. [37], Seite 146):

1. Haben Sie Getreide und Zucker komplett aus dem Essen entfernt und halten Sie sich an die Aufnahme von Kohlenhydraten mit weniger als 150 g am Tag?
2. Haben Sie alle sogenannten Pflanzenöle (außer Olivenöl, Kokosöl und Avocadoöl, die gesund sind) entfernt?
3. Essen Sie LCHF (wenig Kohlenhydrate, viel gesundes Fett)?
4. Machen Sie regelmäßig vermindertes lockeres Lauftraining oder Ausdauersport mit einer Herzfrequenz von 180 minus Alter?
5. Machen Sie immer mal ein HIIT, also eine hoch intensive Trainingseinheit, z. B. ein Sprinttraining?
6. Haben Sie einen guten und regelmäßigen Schlaf?
7. Haben Sie ein gutes Stressmanagement?
8. Können Sie 12/14/16 Stunden ohne Essen auskommen und haben keinen Hunger, eine gute Energie bzw. eine gute Befindlichkeit?
9. Können Sie ein Essen problemlos ausfallen lassen?
10. Sind Sie komplett frei vom Verlangen nach Süßen bzw. Zucker als Belohnung?
11. Sind die Gefühlsschwankungen und vor allem die schlechte Laune weg, wenn der Magen leer ist?
12. Empfinden Sie Hunger nur noch maximal zwei- bis dreimal pro Woche?

Wenn Sie hier nun ehrliche 90 Punkte (ich habe 97 Punkte mit bereits erlangter Ketolysefähigkeit) haben, dann können Sie für ein paar Wochen in die volle Ketose gehen. Sie bekommen nun keine „Keto-Grippe". Diese ist garantiert, wenn man einfach so aus dem normalen kohlenhydratreichen

Essen in die Ketose wechselt. Es ist eine häufige und berechtigte Kritik an der Atkins-Diät.

Wenn Sie keine 90 Punkte haben, dann verlängern Sie die Phase eins (mit Verbesserung der Punkte, die Sie schlecht bewertet haben).

Phase 2:

In Ketose kommen Sie, wenn Sie nun die Kohlenhydrate auf unter 50 g pro Tag reduzieren und die 50 g auch auf mehrere Mahlzeiten verteilen. Das ist eine harte Zeit, da man nur noch Wurzelgemüse, Salat und Brokkoli isst, zusammen mit Fleisch, Fisch, Eier, Avocados, usw.. Es gibt von Stephen Phinney eine Diät für Vegetarier (vgl. [38]), nur ist diese noch einschränkender.

Mark Sisson rät dazu, die Phase 2 für 6 Wochen durchzuhalten, damit man die Ketolysefähigkeit nun ein Leben lang behält. Für die, die abnehmen möchten, ist das sogar länger interessant. Ich selbst habe diese Phase immer nur für ein paar Tage genossen, da ich sein Buch vor 2 Jahren noch nicht kannte.

Abschließender Test auf Ketolysefähigkeit

Sie fasten 16 Stunden. Dies ist einfach möglich, wenn Sie bis 14.00 Uhr Ihr Mittag zu sich genommen haben und dann auf das Abendessen verzichten. Man mag es zu Beginn nicht glauben, aber das ist bei dieser Form der Ernährung überhaupt kein Problem mehr.

Am Morgen stehen Sie auf und laufen locker 45 Minuten oder machen einen anderen Ausdauersport. Haben Sie nun keinerlei Leistungseinbruch und fühlen sich gut, dann haben sie die volle Ketolysefähigkeit wieder hergestellt und die Muskeln sind nun gut im Verbrennen von Fett. Dieser „Test" kommt von Shanahan (vgl. [37], Seite 312).

Wenn Sie nun immer noch skeptisch sind, oder aber das Thema in unterhaltsamer Form veranschaulicht haben möchten, dann empfehle ich Ihnen die beiden Filme zu schauen:

- Cereal Killers von Donal O'Neil

Kapitel 6: Genetisch korrekt - Wo wir herkommen und was wir vertragen

- Cereal Killers 2 – Run on fat von Donal O'Neil

Es gibt einen Downloadservice im Internet, wo man die Filme kaufen kann.

Mögliche Nachteile einer dauerhaften Ketose

Im gesunden Zustand ist es auf Dauer nicht sinnvoll, zu niedrig mit der Messlatte „Kohlenhydrate" zu gehen, insbesondere der komplexen Kohlenhydrate aus Gemüse. Obst essen ist in der Ketose auch so gut wie unmöglich.

Man sollte daher dauerhaft auf die Zufuhr von ca. **50-150 g Kohlenhydraten** in Form von Wurzelgemüse, Gemüse und Salat achten.

Was jedoch auf jeden Fall sinnvoll ist, ist immer mal einen ketogenen Tag einzulegen. Das passiert auch automatisch. Aber es erscheint nicht sinnvoll, diesen Zustand über Monate und Jahre durchzuhalten.

Warum ist das so?

- Die roten Blutkörperchen benötigen Glukose. Das Gehirn kann nach einer Eingewöhnungszeit Ketonkörper verstoffwechseln und bevorzugt dieses sogar. Und es gibt Bedarf an Glukose für Glykoproteine. Diese Menge an Glukose kann die Leber auch mittels der sogenannten Glukoneogenese herstellen. Das sind ca. 70-150 g am Tag, je nachdem wie stark man „in Ketose" ist. Je mehr sich das Gehirn an Ketonkörper (wieder) gewöhnt hat, desto niedriger wird der Bedarf. Die Leber kann bis zu 200g Glukose am Tag herstellen, benutzt aber zur Herstellung von Glukose u. a. wertvolles Eiweiß (im Verhältnis 2:1, also aus 2 Gramm Eiweiß wird ein Gramm Glukose), was allein schon aus Kostengründen nicht sinnvoll ist, da eine Süßkartoffel günstiger ist als eine vergleichbare Menge an Eiweißshake. Es besteht der Verdacht (leider gibt es hier keine aussagekräftige Studie), dass auf Dauer die Herstellung der sogenannten **Glyko**proteine, das sind z. B. Transferrin, Immunglobuline, Hormone u. a. der Schilddrüse und Proteine im Schleim der Schleimhäute, leiden könnte.
- Man muss aber auch klarstellen, dass der Körper nach erfolgreicher

Kapitel 6: Genetisch korrekt - Wo wir herkommen und was wir vertragen

Umstellung einen großen Teil des täglichen Bedarfs an Glukose aus Laktat, Glycerol und Ketonkörpern bilden kann, so dass für die Glukoneogenese nur sehr wenig Eiweiß benötigt wird, wenn man gar keine Kohlenhydrate isst. Dieses wenige an Bedarf kann man gut durch gesunde Kohlenhydrate, wie bereits beschrieben, zuführen.

- Im länger anhaltenden Zustand des Fastens reduziert der Körper das Schilddrüsenhormon fT3. Es besteht der Verdacht, dass das auch in Ketose auftreten könnte, weshalb man den Wert für fT3 regelmäßig messen lassen sollte. Jedoch soll das laut Jason Fung nur passieren, solange man nicht ketolysefähig ist, d. h. nur, wenn der Körper kein eigenes Fett als Brennstoff benutzt aufgrund eines (zu) hohen Insulinwerts. Stephen Phinney stärkt diese Vermutung auf Basis der bei ihm laufenden Studien an Diabetikern, die sich ketogen ernähren. Er bemerkt keinen Abfall der Schilddrüsenfunktion (vgl. [S48]). Inzwischen verdichtet sich die Information, dass das nur passiert, wenn der Insulinspiegel hoch ist. Genau das passiert also nicht in Ketose, da der Insulinspiegel dramatisch fällt.

- „Vitamin C Recycling" in den Zellen läuft schlechter ab, wenn der Körper wenig Insulin ausschüttet, bzw. einen ständig niedrigen Insulinstatus hat, wie es bei voller Ketose bzw. einer streng ketogenen Diät normal ist (vgl. [S6]). Der Mensch ist in der Lage, in seinen Zellen Vitamin C wieder selbst herzustellen, d. h. oxidiertes Vitamin C zu reduzieren. Er benutzt hier jedoch den Glukosetransportmechanismus in die Zellen. Dieser benötigt Insulin (vgl. [S50], [S51]) und damit verbunden Kohlenhydrate. Zusammengefasst: Ohne Kohlenhydrate wenig Insulin. Mit einem niedrigen Insulinspiegel ein schlechteres „Recycling" von Vitamin C.

- Ein dauerhaft sehr niedriger Blutzuckerspiegel führt zu einer physiologischen Insulinresistenz, damit der Glukosebedarf der Muskel abgesenkt wird. Das ist ein Teil dieses „Notprogramms" Ketose. Anhand des Blutwertes HbA1c lässt sich dies messen.

- Mit dem ständig niedrigen Insulin kommt Eiweiß schlechter in die

Kapitel 6: Genetisch korrekt - Wo wir herkommen und was wir vertragen

> Muskelzellen, da Insulin nicht nur Glukose und (oxidiertes) Vitamin C, sondern auch Eiweiße in die Zellen schleust. Der Aufbau von Muskeln wird so schwieriger.

- Die Leber muss häufiger Glukoneogenese betreiben, was dazu führen kann, dass Cortisol steigt. Die folgende Studie zeigt jedoch, dass der Umfang von Eiweiß an der Glukoneogenese (10 % der hergestellten Glukose von ca. 110 g am Tag) sehr gering ist (vgl. [SA9]), wenn der Mensch sich in Ketose befindet. Das gilt nur, solange man keinen Stress hat! Stress erhöht Cortisol und das führt zu einer höheren Glukoneogenese! Stress kann somit sogar den Zustand der Ketose verhindern.

- Verharrt man zu lange in Ketose (viele Monate bis Jahre), so verliert der Körper die Fähigkeit, Kohlenhydrate in dem Maß zu verstoffwechseln, wie wir es gewohnt sind. Daher plädiert u.a. Mark Sisson (vgl. [35]) für die metabolische Flexibilität, d. h. eine Reduzierung der Kohlenhydrate in den Bereich 50-150 g am Tag.

Die Liste ist sicherlich nicht vollständig. Es erscheint jedoch bereits auf Basis dieser Punkte auf Dauer nicht sinnvoll, in diesem Modus der kompletten Ketose bzw. No Carb bzw. Low Carb deutlich unter 50 g zu verharren, sofern man keine Stoffwechselerkrankung (wie z. B. Diabetes oder Epilepsie) hat.

Es ist auch so, dass Kuklinski [1] und Schocke [6] davon abraten, zu wenig **komplexe** Kohlenhydrate (= reich an Ballaststoffen) zu essen bzw. direkt dazu raten, sehr viel an „komplexen Kohlenhydraten" in Form von Wurzelgemüse und leicht eingeschränkt Obst zur Stärkung unserer Verdauung zu essen. Das Thema Verdauung und Bakterien wird ausführlich im Buch „Zucker, Blut und Brötchen" vertieft (vgl. [4D]).

Fazit Ketose:

Zusammenfassend kann man sagen, dass dieses Notfallprogramm, das uns in Notzeiten durch die Jahrhunderttausende gebracht hat, aufgrund der dargestellten Nachteile kein dauerhafter Zustand sein sollte.

Wenn man sich vorstellt, wie ein Mensch vor ca. fünftausend Jahren und früher gelebt hat, so gab es sicherlich Zeiten, wo er durch das Essen von

Kapitel 6: Genetisch korrekt - Wo wir herkommen und was wir vertragen

Früchten (die natürlich nicht im Ansatz so süß waren wie unser „Zuchtobst") saisonal reichlich Kohlenhydrate zu sich genommen hat. Den größten Teil des Jahres hat er Wurzeln gegessen, wie z. B. Zwiebeln, Rettich, Möhre usw., in denen auch Kohlenhydrate enthalten sind, jedoch in genetisch zu unserem menschlichen Stoffwechsel passenden Mengen und verbunden mit Ballaststoffen.

Wenn man gesund ist, sollte man genauso leben: Moderat Obst und viel Gemüse frisch zubereitet essen, natürlich in Bioqualität, um die (oxidative) Belastung durch die Spritzgifte zu meiden. Sofern man Kohlenhydrate aus natürlicher Quelle bezieht, so muss man keine Angst davor haben.

Krebs

Es gibt noch einen speziellen Aspekt zum Zustand der Ketose, nämlich die schwere Erkrankung Krebs. In dieser prekären Situation (vgl. [1], vgl. [S15], vgl. [3D]) ist es sinnvoll, den Stoffwechsel in den Zustand der Ketose mit strenger LC-Ernährung (unter 30 g Kohlenhydrate am Tag) zu bringen.

So besteht die Möglichkeit, dass durch den in Ketose dauerhaft niedrigen Blutzuckerspiegel des Körpers das Krebsgeschwür in seinem Wachstum behindert wird, oder sogar abstirbt. Zudem aktiviert die Ketose den AMPK Signalweg (vgl. [2D]), der bei Krebs von Bedeutung ist. Der Ketonkörper Beta-Hydroxybutyrat hemmt den mTor-Signalweg (vgl. [SBF]), der bei Krebs ebenfalls eine wichtige Rolle spielt.

Auch im Hinblick auf eine wahrscheinlich anstehende Chemotherapie gibt es sehr gute Forschungsarbeiten, die aufzeigen, dass die menschlichen Zellen im Zustand der Ketose deutlich besser geschützt sind vor dem Schaden, den die Chemotherapie an den gesunden Zellen verursacht. Dieser Schutz der Zellen mit der einhergehenden Verminderung der Seiteneffekte ist durch die Forschung von Valter Longo inzwischen bewiesen (vgl. [3D], Seite 130, vgl. [1]).

Es sind jedoch nicht alle Krebsarten gleich. So gibt es leider auch Krebsarten, bei denen die Krebszellen folgende Stoffe in den Mitochondrien verwerten:

- Ketonkörper (vgl. [S62], [S8E])

Kapitel 6: Genetisch korrekt - Wo wir herkommen und was wir vertragen

- Laktat (vgl. [S61])
- Fette (vgl. [S63])
- Eiweiß wie Glutamin (vgl. [S60])

Trotzdem ist es in dieser Grenzsituation ratsam, in den Zustand der Ketose zu gehen. Der Mensch und somit seine gesunden Zellen kommen mit einer gewissen Zeit in Ketose sehr gut klar. Es gibt immerhin die Chance, allein dadurch den Krebs zu besiegen. Zudem sind die Forschungsergebnisse von u. a. Valter Longo und Dom D'Agostino sehr überzeugend, was den Schutz der Zellen betrifft.

Aufgrund der Situation der westlichen Länder, in denen Erwachsene mit einer Quote von über 50 % übergewichtig sind, liegt es auf der Hand, dass der Krebs, der sich primär von Glukose ernährt, dort am häufigsten auftritt. Sehr wahrscheinlich ist er sogar aufgrund dieser Situation überhaupt entstanden, denn Lee Know schildert in seinem Buch (vgl. [44], S. 129), dass die Aufnahme von zu viel Energie (=Essen) dazu führt, dass die Mitochondrien vermehrt Radikale bilden, da der Körper die Energie nicht abnimmt. In gewissen Rahmen kann das Mitochondrium bzw. die Zelle diesen Zustand ausgleichen, aber nicht auf Dauer, da es so auch nicht genetisch korrekt war. Wir haben weniger gegessen und uns viel mehr bewegt. Man kann sich das so vorstellen, dass man einen Akku laden möchte, obwohl er voll ist. Der Akku wird warm und irgendwann explodieren. So ähnlich geht es dem Mitochondrium, wenn man große Portionen isst, ohne die Energie abzurufen.

Hinzu kommt, dass das Mitochondrium beim Verwerten von Glukose mehr Sauerstoffradikale bildet, als beim Verwerten von Ketonkörpern. In der Studie [SC1] hat die Verwertung von Glukose 45 mal mehr Sauerstoffradikale (ROS) gebildet als bei den Ketonkörpern.

So verwundert es auch nicht, dass nach aktueller Studienlage die einzig wirksame Maßnahme zur sicheren Lebensverlängerung (und Erhöhung der Lebensqualität) darin liegt, die Aufnahme von Essen sinnvoll anzupassen. Das bedeutet in fast allen Fällen, zu reduzieren.

Kapitel 6: Genetisch korrekt - Wo wir herkommen und was wir vertragen

TKTL1:

Man sollte bei dieser Diagnose den Wert TKTL1, ein Enzym, welches von Krebszellen gebildet wird, wenn sie sich stark von Blutzucker ernähren, untersuchen lassen, auch wenn der Test derzeit noch nicht wissenschaftlicher Standard ist (vgl. [49], Seite 185). Findet man dieses Enzym vor, so ist das ein eindeutiger Hinweis, dass die Krebsart einen hoch regulierten Blutzuckerkonsum mittels Glykolyse hat. Man spricht auch von Vergärung des Blutzuckers zu Milchsäure/Laktat.

Ein niedriger Wert ist jedoch keine Entwarnung, da man leider nicht direkt die Krebszellen untersuchen kann, sondern lediglich das Blut. Basis für diese Entdeckung ist Johannes Coy, der wiederum auf Otto Warburg aufbaut (vgl. [49]).

Noch ein Hinweis, vor allem zur **Nachsorge** nach der Chemotherapie. Es wird im Jahr 2019 davon ausgegangen, dass Krebs eine Erkrankung des Stoffwechsels ist. Jedoch, wie sich oben anhand der Studien zeigt, nicht allein durch defekte Mitochondrien allein begründet werden kann. Mitochondrien scheinen trotzdem eine sehr wichtige Rolle zu spielen, wie sich an dieser Studie zeigt (vgl. [S6C]), bei der ein Zellkern aus einer Krebszelle in eine gesunde Zelle eingepflanzt wurde und die Zelle gesund bleibt. Im Gegensatz dazu wurde ein gesunder Zellkern in eine Krebszelle eingepflanzt und die Krebszelle blieb Krebszelle.

Viele Forscher auf dem Gebiet gehen jedoch von einem grundlegenden Problem aus, das den Stoffwechsel aus der Bahn gebracht hat. Ein zentrales Problem sind **Schwermetalle und Gifte**. Daher ist es ratsam, im Rahmen der Nachsorge, nach genau diesen Belastungen zu suchen. Ich rate dazu, hier einen Umweltmediziner oder einen Ausleitungsexperten aufzusuchen und einen Test machen zu lassen, sobald man sich wieder stark genug dafür fühlt (vgl. auch [4D], Kapitel Schwermetalle).

Zudem sollten Sie im Rahmen der Behandlung von Krebs Ihre Blutwerte kontrollieren, vor allem **Q10, Omega-3-Fette, Vitamin C und Vitamin E**. Q10 wird von den Mitochondrien benötigt und könnte durch die Therapie stark gesunken sein. So schreibt Uwe Gröber, dass Q10 bei einigen Krebsarten zur Remission führt (vgl. [43], Seite 106, vgl. auch [SA5]). Wir beschäftigen uns noch ausführlich mit dem Mitochondrium. Es sei jedoch

Kapitel 6: Genetisch korrekt - Wo wir herkommen und was wir vertragen

hier bereits bemerkt: Es ist nicht verwunderlich, denn durch Q10 können Mitochondrien wieder flott gemacht werden. Krankhafte Zellen können so heilen oder die Apoptose (die Zellselbstzerstörung) durchführen. Aber auch die Omega-3-Fettsäure DHA spielt eine sehr wichtige Rolle im Rahmen der Apoptose (vgl. [46]).

Das Thema „Krebs" ist sicherlich ein Thema, welches den Rahmen dieses Buches und auch mein Wissen sprengt. Ich musste mich zum Glück mit diesem Thema nicht auseinandersetzen, um gesund zu werden. Die hier genannten Punkte sind lediglich sehr hoffnungsvolle Studienarbeiten, die ich im Rahmen des Verständnisses des menschlichen Stoffwechsels gefunden habe.

Ich rate jedem, der sich diesem Thema widmen muss, sich folgende Bücher zu besorgen:

- Ulrike Kämmerer - Krebszellen lieben Zucker - Patienten brauchen Fett
- Valter Longo - The longevity diet
- Nasha Winters - The Metabolic Approach to Cancer
- Joachim Mutter - Lass dich nicht vergiften

Glukose aus Fett herstellen?

In medizinischen Fachbüchern wird gern gesagt, dass der Mensch Fett nicht zurück zu Glukose wandeln kann. Das ist falsch. Schon 1979 zeigte eine Forschergruppe anhand radioaktiv markiertem Aceton, dass dies in Glukose umgewandelt wird (vgl. [S4E]). Laut Mike Eades ist es nur einer von 22 Reaktionswegen, die der Mensch besitzt, um aus Fett (wieder) Glukose herzustellen (vgl. [S4F]). Dadurch entkräftet sich der Satz, dass „Fett im Feuer von Kohlenhydraten brennt". Im Hinblick auf eine genetisch korrekte Ernährung und einer ketogenen Phase ist das eine wichtige Information, die man im Hinterkopf behalten sollte, um sich nicht verrückt machen zu lassen von falschen Annahmen aus dem letzten Jahrhundert.

Die Biochemie muss zum Thema Ketose neu geschrieben werden: so betont es Mike Eades in einen Vortrag.

Kapitel 6: Genetisch korrekt - Wo wir herkommen und was wir vertragen

Was hingegen nicht möglich ist, dass die Leber direkt aus Acetyl-CoA, welches via Beta-Oxidation hergestellt wurde, Glukoneogenese betreiben kann (vgl. [45], Seite 135). Dazu fehlt dem Menschen der sogenannte Glyoxylatzyklus, in dem aus zwei Molekülen Acetyl-CoA ein Molekül mit vier Kohlenstoffatomen (zunächst Malat) wird.

Vertiefung anabol vs. katabol

Sie können dieses Unterkapitel überspringen, wenn es Ihnen zu biochemisch wird. Ich werde in diesem Kapitel einmal kurz diese beiden Situationen des Stoffwechsels zusammenfassen. Dadurch wird schnell klar, dass beide Abläufe sinnvoll eingesetzt werden können und auch sollten. Nur darf nicht einer auf Dauer dominieren. Doch genau das passiert aktuell immer noch durch die vollkommen verfehlten Vorgaben zur Ernährung, daher die Pandemie der Fettleibigkeit und metabolischen Erkrankung. Aktuell dominiert das Insulin. So nun zum Thema:

Anabol bedeutet aufbauend, katabol abbauend. Im Rahmen der Nahrungsaufnahme heißt das: Im anabolen Zustand baut der Körper u. a. Fett, Muskeln und Eiweiße auf. Im katabolen Zustand baut der Körper Fett und Muskeln ab. Diese beiden Zustände haben sehr viel mit der Aufnahme von Glukose und der damit verbundenen Auswirkung auf Insulin und Glukagon zu tun.

anabol (Insulin hoch)	katabol (Insulin niedrig)
Durch Speise Glukose aufgenommen.	Durch Speise keine oder wenig Glukose aufgenommen.
Überschuss und Speicherung	Knappheit und Verbrennung
Glukose in der Leber speichern	Glukose aus der Leber freigeben
Glukosespiegel im Blut erhöht	Glukosespiegel im Blut konstant niedrig
Insulin wirkt und wird ausgeschüttet (Betazellen der Bauchspeicheldrüse)	Glukagon wirkt und wird ausgeschüttet (Alphazellen der Bauchspeicheldrüse)

Kapitel 6: Genetisch korrekt - Wo wir herkommen und was wir vertragen

Fett bilden aus Kohlenhydraten, speichern und wegsperren (Lipogenese).	Fett verstoffwechseln (Lipolyse)
Muskeln aufbauen	Eiweiß aus den Muskeln durch Cortisol abbauen.
Eiweiß aufbauen	Eiweiß verbrauchen durch Glukoneogenese
Unterdrückung der Bildung von Ketonkörpern	Bildung von Ketonkörpern
Aufbau	Reparatur
Stoppt die Glukoneogenese	Anregung der Glukoneogenese in der Leber
HGH fällt	HGH steigt
Aufbauend	Abbauend
Wenig Reparatur, weil IGF hoch	Regeneration und Reparatur, weil IGF niedrig (vgl. [27], Seite 129)
mTor hoch, AMPK niedrig	AMPK hoch, mTor niedrig
Bildung von Mitochondrien runtergeregelt.	Bildung von Mitochondrien angeregt.
IGF hoch	IGF niedrig
Wandelt braunes Fettgewebe in weißes.	Wandelt weißes Fettgewebe in braunes bzw. regt weißes Fettgewebe an, sich so zu verhalten wie braunes.
Hohes Insulin (Prädiabetiker und Diabetiker) überstimmt Leptin; die Sättigung wird unterdrückt.	Leptin kann seine Wirkung ausführen und man wird satt.
Aufnahme von Kohlenhydrate liegt über 150 g am Tag.	Aufnahme von Kohlenhydrate liegt unter 100-150 g am Tag.

Kapitel 6: Genetisch korrekt - Wo wir herkommen und was wir vertragen

Auch hier kann man erkennen, was man machen sollte, wenn man **abnehmen**, d. h. Fett verbrennen möchte. Das geht nur, wenn man den **Glukosespiegel niedrig** hält. Nur so bleibt der Insulinspiegel niedrig und der Körper verbrennt Fett. Hartes Training oder das konsequente „wenig Essen" bringt nichts, wenn man zu viele **Kohlenhydrate** zu sich nimmt (vgl. [4A]). Das kann sogar gefährliche Konsequenzen haben, wie im folgenden Kapitel erläutert wird:

Jojoeffekt bei der Diät

Auf Basis der hormonellen Beschreibung im Vorkapitel wird klar, warum ein einfaches „weniger Kalorien, geringe Menge, sonst alles gleich (FDH)" essen und sich mehr zu bewegen nicht funktioniert, oder?

Es liegt am **Insulin**. Solange Sie Insulin nicht in den normalen Bereich bekommen, ist es nahezu unmöglich, die Fettreserven abzubauen. Es geht, aber nur zu einem sehr hohen Preis. Der Körper fährt dann die **Grundumsatzrate herunter** (vgl. [4E], Seite 113f). Das ist extrem gefährlich, da dieses Runterregeln sehr viel länger anhält als die Diät. Das erklärt die Zunahme an Gewicht nach der Diät trotz geringer Nahrungsaufnahme (vgl. [SC9], vgl. 4A) . Den Grundumsatz fährt der Körper jedoch nur runter, solange Insulin hoch oder erhöht bleibt. Daher ist es unabdingbar, dass man den Insulinspiegel in den Griff bekommt. Das geht am besten mit einer ketogenen Diät oder noch schneller durch Fasten.

Eindrucksvoll bewiesen wurde dieser Sachverhalt anhand einer Studie zu der in Amerika sehr beliebten Fernsehserie „The biggest looser" (vgl. [S74]).

In dieser Studie wurde festgestellt, dass die Personen (aufgrund einer hohen sportlichen Aktivität) innerhalb von 30 Wochen ca. 50 kg an Gewicht verloren haben, deren Grundumsatzrate jedoch von 2679 kcal auf 1890 kcal gefallen ist.

Das liegt daran, dass man diesen Personen keine LowCarb Diät verabreicht hat, durch die sie eine effektive Fettverbrennung aufgebaut hätten. Der Insulinspiegel blieb unverändert hoch. Das ist das Problem. Mit niedrigem

Kapitel 6: Genetisch korrekt - Wo wir herkommen und was wir vertragen

Insulinspiegel nehmen Menschen nachhaltig ab, d. h. das Gewicht bleibt niedrig. Der Grundumsatz reduziert sich nicht wie bei der normalen Ernährung (vgl. [SC9]). Ganz deutlich zu sehen ist das an Diabetes Typ 1 Patienten. Die sind abgemagert und verstarben, als es noch kein Insulin gab. Im Rahmen solcher Studien, wo Insulin reduziert wird, ist das deutlich erkennbar (vgl. [S78], [S48]).

Es wäre nett und effektiv gewesen, diese Menschen auf eine genetisch korrekte Ernährung zu setzen. Stattdessen wurde der Körper jedoch nicht von Glukose entwöhnt, sondern durch Kalorienreduktion und Sport in einen Mangel versetzt. So hat er entsprechend reagiert und aus Panik den Grundumsatz runter geregelt. Das Hungerhormon bleibt zudem bei diesen Personen hoch, auch nach einer langen Zeit (vgl. [S77]).

Es liegt auf der Hand, dass diese Probanden nach der Show fast alle ihr Gewicht zurückbekommen oder erhöht haben, da der Körper durch den reduzierten Grundumsatz weniger Energie benötigt.

Das Gemeine ist: Dieser Zusammenhang ist bei Fachleuten seit dem Jahr 1915 bekannt (vgl. [4A], Seite 42f).

Warnung vor dem Fasten als Diät

Es gibt aktuell keine Studien zu dem Ergebnis bezüglich Fasten und ketoadaptierten Menschen. Es gibt nur Studien zu Menschen mit einer normalen kohlenhydratlastigen Ernährung. Diese zeigen auf, dass es ca. einen Monat dauert, bis der Mensch kein Eiweiß mehr abbaut (vgl. [S76]). In den ersten Tagen verbrauchten die Testpersonen genauso viel Eiweiß wie an den Tagen vor dem Fasten. Dadurch verloren Sie Muskelmasse (vgl. [S75]). Besonders deutlich war der Abbau der Muskelmasse in den ersten Tagen, wahrscheinlich aufgrund von **Glukoneogenese**.

Das ist ein spannender Punkt. Wenn man voll ketolysefähig ist, benötigt man keine Glukoneogenese mit dem Umfang eines Menschen, der abhängig ist von Kohlenhydraten. Jason Fung hat eine gänzlich andere Meinung zu dem Thema, nämlich, dass der Körper sich nicht so (unbrauchbar) entwickelt hat, bei Tagen ohne Nahrung immer gleich das Wertvollste in Form von Muskelmasse zu verfeuern, wo er doch in Form von Fett einen

Kapitel 6: Genetisch korrekt - Wo wir herkommen und was wir vertragen

viel größeren Speicher besitzt. Voraussetzung dafür ist jedoch eine genetisch korrekte Ernährung. Erste Studien sollen 2019 erscheinen. In der Studie [SC4] findet sich dazu ein erster Hinweis. **Ketonkörper schützen die Muskelzellen vor dem katabolen Abbau.**

Daher sollte man beim Fasten vorsichtig sein, vor allem, wenn man sich nicht genetisch korrekt ernährt und nicht ketolysefähig ist. Sobald man das Ziel erreicht hat, ist Fasten einfach und nicht mehr mit den Gefahren des Muskelverlustes verbunden.

Zum Thema Fasten sei noch erwähnt, dass Valter Longo sehr positive Erfahrungen im Hinblick auf Multiple Sklerose gesammelt hat (vgl. [3D]). Er zeigt auf, dass sich Fasten positiv auf diese Autoimmunerkrankung auswirkt. Hintergrund ist, dass der Körper beim Fasten viele defekte Zellen, in diesem Fall weiße Blutkörper, zerstört und neue funktionierende Zellen baut.

Eisenmangel verhindert abnehmen

Auf der Konferenz LowCarb DownUnder habe ich einen interessanten Vortrag von Paul Mason gehört.

Mason stellt die Studie [SD5] vor, in der 22 Frauen deutlich an Gewicht abnahmen, nachdem deren niedriger Eisenspiegel behandelt wurde. Eisenmangel ist oft ein Thema bei Frauen, und insbesondere bei Frauen, die kein oder ungern Fleisch essen. Der Mensch kann das Eisen aus Fleisch am besten aufnehmen.

Biochemisch ist das einfach zu erklären. Eisen ist im Rahmen der Atmungskette der Mitochondrien essentiell wichtig. Wenn zu wenig Eisen vorliegt, kann das Mitochondrium nicht oder nur eingeschränkt arbeiten.

Wenn man in Ketose ist, zudem weniger Kalorien zu sich nimmt als man verbraucht und trotzdem nicht abnimmt, dann sollte man den Eisenvorrat im Körper einmal prüfen lassen anhand des Ferritinwerts.

Ein Hinweis des Körpers ist ein Verlangen nach Eis bzw. Kaltem und nächtlichen starken Bewegungen (restless legs Syndrom).

Kapitel 6: Genetisch korrekt - Wo wir herkommen und was wir vertragen

Risikoermittlung für Diabetes

Es gibt einen sehr einfachen Test, wie man das Risiko für Diabetes bzw. Insulinresistenz ermitteln kann: Messen Sie Ihren Bauchumfang (ohne den Bauch einzuziehen) in der Höhe des Bauchnabels und teilen Sie diesen Wert durch Ihre Größe. Dieser Wert sollte kleiner oder gleich 0,5 sein und korreliert, laut Ted Naiman, sehr stark mit Diabetes.

Risiko = Umfang Bauch in cm geteilt durch Größe in cm

Beispiel: 86 cm/172 cm = 0,5

Diabetes Typ 2: Insulin ist der Schlüssel

Ich kann zum Thema Insulin und Diabetes die hervorragenden Vorträge von Benjamin Bikman auf YouTube empfehlen. Darin wird u. a. die Studie [S2F] genannt, in der eindrucksvoll gezeigt wird, dass ein ständig hoher Insulinwert den Diabetiker zwar vor Zuckerspitzen im Blut schützt, aber dafür sorgt, dass derjenige stark zunimmt, obwohl weniger Kalorien konsumiert werden. Schaut man sich die Wirkung von Insulin zuvor in der Tabelle an, ist das auch vollkommen logisch.

Mein Tipp für Diabetiker (Typ 2) und Prädiabetiker:

Sie sollten auf jeden Fall die ketogene Ernährung ausprobieren, so wie Jason Fung, Tim Noakes, Stephen Phinney, Ben Bikman und viele mehr empfehlen, um den Glukosespiegel im Blut niedrig zu halten und somit wenig Insulin zu benötigen. Wenn Sie dazu die korrekte Menge Eiweiß konsumieren, kann der Körper notfalls seinen Bedarf an Glukose selbst herstellen. Isst man reichlich Wurzelgemüse, wird der Darm gut mit Ballaststoffen versorgt. Das wirkt sich auch positiv auf die Diabetes aus (vgl. [4A], Seite 184). Keine Angst vor gesundem Fett!

Durch die ketogene Ernährungsform können Sie mit einer Wahrscheinlichkeit von 60 % zu einem Ex-Diabetiker werden. Das zeigte eine im Jahr 2018 veröffentliche Studie (vgl. [S48]):

60 % Heilerfolg bei Diabetes Typ 2

Kapitel 6: Genetisch korrekt - Wo wir herkommen und was wir vertragen

Ketogene Ernährung reduziert Insulinbedarf um satte 94 % bei Typ 2 Diabetes

Welche Ergebnisse lieferte die Studie ([S48]) nach nur einem Jahr Durchführung noch (in 2019 wird es eine Aktualisierung der Ergebnisse geben, da die Studie insgesamt mehrere Jahre läuft):

- Ganze **94 %** mussten nach einem Jahr **kein Insulin** mehr spritzen.
- Alle Teilnehmer in der Keto-Gruppe (100 %) konnten auf Sulfonylurea verzichten.
- Der Wert HbA1c besserte sich im Durchschnitt von 7,6 auf 6,3.
- HDL stieg um 18 %.
- Triglyceride sanken um 24 %.
- Gewicht sank um 13,8 kg.
- Insulinresistenz (Homa-IR) sank um 55 %.
- CRP ist um 39 % gefallen.
- **60,3** % haben einen HbA1c Wert von **unter 6,5** %.
- Leberenzymwerte haben sich bei allen Teilnehmer verbessert.
- Der 10 Jahres Risikowert für KHK (Koronare Herzerkrankung) sank um 12 % (vgl. [S49]).

Hat Ihnen Ihr Hausarzt oder Endokrinologe von dieser Studie berichtet? Warum nicht?

Das Einzige, was Sie machen sollten, ist sich genetisch korrekt zu ernähren. Besprechen Sie die Studie mit Ihrem Endokrinologen bzw. legen Sie ihm die Studie vor. Medikamente müssen nun engmaschig geprüft und zurückgefahren werden, vor allem Insulin.

Die Studie ist frei verfügbar. Sie müssen sich nur dazu entscheiden, sich korrekt zu ernähren.

Kapitel 6: Genetisch korrekt - Wo wir herkommen und was wir vertragen

Kohlenhydrate sind nicht gleich Kohlenhydrate

Warum ist es so wichtig zu wissen, dass es unterschiedliche Arten von Kohlenhydraten gibt? Leider verstoffwechselt der Körper verschiedene Arten von Kohlenhydraten vollkommen (!) unterschiedlich.

Einfacher ausgedrückt: es gibt „gute" Kohlenhydrate (Glukose) und „schlechte" (Fruktose). Glukose wird völlig anders vom Menschen im Stoffwechsel verarbeitet als Fruktose. (Haushalts-)Zucker besteht zu ca. 50 % aus Glukose und zu 50 % aus Fruktose. Und es ist dabei egal, ob es weißer Zucker, Rohrzucker oder Kokosblütenzucker ist. Einzig Traubenzucker stellt reine Glukose dar und bietet sich für Sportdrinks an. Doch warum ist das so?

Glukose:

Glukose geht über Darm und Leber ins Blut und wird durch die Ausschüttung des Insulins in die Zellen geleitet. Dort verstoffwechseln die Mitochondrien die Glukose, sobald Energie benötigt wird. Besitzt der Mensch mehr Muskeln und in den Muskeln mehr Mitochondrien, kann er darin eine größere Menge Glukose speichern, als ein gleich schwerer Mensch, mit mehr Fettmasse, dafür weniger Muskeln.

Dies ist mit ein Grund für eine zunehmende Insulinresistenz bei Menschen mit mehr Fettanteil. Es braucht mehr Insulin, um die gleiche Menge Glukose in die geringere Anzahl an Muskelzellen einzuschleusen. Insulin macht aber noch mehr: Es schleust aktiv Fett in die Zellen und verschließt die Zellen, solange der Blutzuckerspiegel hoch ist. Das ist der startende Teufelskreis der Fettleibigkeit, gestartet durch eine zu hohe Aufnahme von Kohlenhydraten. Wenn der Mensch mit jeder Mahlzeit und zwischen den Mahlzeiten Kohlenhydrate konsumiert, so verbrennt der Körper kein Fett mehr und trainiert es sich durch den Abbau von Mitochondrien tatsächlich ab. D. h. der Körper ist nicht mehr so leicht in der Lage, Fett zu verbrennen, da er dafür viel mehr Mitochondrien benötigt. Dazu später mehr.

Kapitel 6: Genetisch korrekt - Wo wir herkommen und was wir vertragen

Fruktose:

Ganz anders erfolgt die Verstoffwechselung der Fruktose: Sie wird von der Leber direkt zu Fett umgewandelt. Dies führt somit nicht zu einem Anstieg des Insulinspiegels.

Kleine Einschränkung: Im Februar 2018 ist eine interessante Studie herausgekommen, wonach Fruktose in einem gewissen niedrigen Umfang im Dünndarm in Glukose umgewandelt werden kann (vgl. [S67]). Damit stellt die Fruktose aus heimischen Früchten, verzehrt im normalen Rahmen, keine Gefahr da. Gefährlich ist die Fruktose außerhalb der Frucht, vor allem in Getränken.

Da die Fruktose in den leider alltäglich konsumierten Mengen nur in der Leber abgebaut wird, bezeichnet Robert Lustig sie auch als **Gift** (vgl. [14]). Das **Gegengift** sind Ballaststoffe, wie sie in Früchten und vor allem in Gemüse vorkommen. Außerhalb der Frucht, in Form von Zucker (50 % Fruktose), kann man Fruktose absolut als Gift betrachten. Das typische Kennzeichen von einem Gift ist, dass der Mensch diesen Stoff nur in der Leber abbauen kann.

Genetischer Hintergrund dieser Verstoffwechselung der Fruktose zu Fett in der Leber dürfte das Anlegen von Winterspeck durch das Essen reifer Früchte sein. Man muss auch feststellen, dass die Früchte erst durch uns Menschen hin zu mehr Zucker und somit zu mehr Fruktose gezüchtet wurden. Die Früchte, die der Steinzeitmensch gegessen hat, beinhalteten lange nicht soviel Fruktose, wie heutige süße Früchte.

Heutzutage besteht jedoch die große Gefahr, aufgrund dieses Stoffwechsels, eine nicht alkoholische Fettleber zu bekommen (vgl. [SC7]). Wie heißt es so schön: Die Leber wächst mit ihren Aufgaben. Bei der Fruktose (und beim Alkohol) ist exakt das der Fall. Die Gefahr liegt jedoch nicht in zu viel Früchten, sondern in Obstsäften und Brausegetränken aller Art, da dort der (ggf. natürliche) Zucker ohne Ballaststoffe in hohen Mengen enthalten ist. Zudem führen diese ggf. hohen Mengen an Fruktose zu Blähungen, da ein gesunder Darm über den Tag nur ca. 40 g Fruktose (80 g Zucker) aufnehmen kann (vgl. [27]). Der Rest wandert in den Dickdarm, wo er (wie Traubensaft beim Wein) vergärt und wo sich u. a. Alkohol und Kohlendioxid (Blähungen) bilden.

Kapitel 6: Genetisch korrekt - Wo wir herkommen und was wir vertragen

Zudem führt die Verstoffwechselung von Fruktose u. a. zu einer Blockade des Sättigungsbotenstoffes Leptin (vgl. [14], vgl. [2], Seite 76). Dies wiederum führt dazu, dass man mehr Essen zu sich nimmt, als nötig wäre.

Ein Beispiel anhand 500 ml frisch gepresstem Orangensaft. Dieser besitzt bereits 14 g Fruktose und 13 g Glukose. Die Glukose ist ok, Fruktose ist bereits das Maximum, was wir mit einer Mahlzeit aufnehmen können. Ein Orangensaft hingegen, der mit Konzentrat hergestellt wurde, beinhaltet 45 g Zucker auf 500 ml. Das wären schon 22,5 g Fruktose und damit für eine Mahlzeit mehr als der Dünndarm aufnehmen kann. Die falschen Bakterien im Dickdarm freuen sich auf die Gärung.

Das Gefährlichste ist aber, dass **Fruktose zu Insulinresistenz** führt (vgl. [SC8]). Glukose in dieser Studie nicht.

Noch ein Wort zu Kohlenhydraten: Die „guten", weil komplexen Kohlenhydrate, vornehmlich aus Gemüse bzw. Wurzelgemüse beinhalten viele sekundären Pflanzenstoffe, Ballaststoffe und Spurenelemente. Daher sollte man die auf jeden Fall täglich essen. Stellen Sie sich genau aus diesen Kohlenhydraten die 50-150 g, die man als gesunder Mensch täglich aufnehmen sollte, zusammen.

Was ist gefährlich am Gluten?

Brot wird in der Regel aus Weizen hergestellt und soll nach dem Willen der Verbraucher außen schön knusprig und innen fluffig sein. Dafür zuständig ist ein Eiweiß im Weizen, das Gluten genannt wird. Dieses Gluten sorgt dafür, dass Brotteig aufgeht und dann auch so luftig bleibt.

Dieses Eiweiß ist vom Menschen schwer verdaulich. Teile dieses Eiweißes können (nach Fasano) irgendwann im Leben vom Körper als „gefährliches Bakterium" missverstanden werden, sodass der Körper Zonulin ausschüttet, welches die sogenannten Tight Junctions (Öffnungen zwischen den Darmzellen) öffnet, um die Abwehr „zum Aufräumen" raus in den Darm zu schicken. Passiert das gelegentlich, ist das normal und harmlos. Passiert dies ständig, hat man die Erkrankung „Leaky Gut", die in meinem Buch „Von Zucker, Blut und Brötchen" [vgl. 4D] detailliert beschrieben wird.

Die schwerste Erkrankung in Verbindung mit Gluten ist Zöliakie. Es handelt

Kapitel 6: Genetisch korrekt - Wo wir herkommen und was wir vertragen

sich um eine Autoimmunerkrankung, bei der das körpereigene Immunsystem den Dünndarm angreift. Professor Fasano stellt in diesem Zusammenhang fest, dass Zöliakie sich heutzutage nicht mehr zwingend durch Durchfall bemerkbar macht, sondern durch **Eisenmangel** (weil der entsprechende Bereich im Dünndarm angegriffen ist) und dadurch als Folgeerscheinung Blutarmut mit einher kehrender **chronischer Erschöpfung** (vgl. [26]) auftritt.

Gluten kann aber auch zu so einer subtilen Wirkung wie **Vitamin B12 Mangel** führen, da Gluten nach Peter Osborne in der Lage ist, die Parietalzellen des Magens zu schädigen. Diese Zellen bilden u. a. die Magensäure und speziell den sogenannten Intrinsic Faktor, der notwendig ist, um Vitamin B12 aus der Nahrung aufzunehmen.

Gluten kann aber auch psychiatrische Erkrankungen wie Depression, Schizophrenie oder bipolare Störung verursachen (vgl. [SB7]). Auch Autismus und Essstörung wird in dieser Studie mit Gluten und Zöliakie in Verbindung gebracht.

Und was ich auch extrem interessant finde: Kein Mensch, egal ob krank oder gesund, kann Gluten komplett verdauen. Ob man selbst auf Gluten reagiert, kann man häufig gar nicht genau abschätzen. Wer bringt schon die Schmerzen in den Gelenken mit Gluten in Verbindung? Oder wer stellt fest, dass das Gehirn unter dem Gluten leidet? Sie und ich jetzt schon, auch dank dem Buch von Peter Osborne (vgl. [3C], Seite 112). Zudem geht Perlmutter sehr ausführlich auf die Auswirkung von Gluten und zu hohen Blutzuckerspiegeln auf das Gehirn ein (vgl. [9]).

'Die Milch machts' oder was ist gefährlich am Casein?

Das in der Milch enthaltene Casein, ebenfalls ein Protein, enthält ähnliche Teile wie Gluten und kann dadurch zu dem gleichen Problem führen wie Gluten. Zudem wird in Deutschland von ca. 20 % der Bevölkerung die Laktose, das ist der in der Milch enthaltene Milchzucker, im Laufe des Lebens nicht mehr vertragen. Diese Personen sind nicht mehr in der Lage, das Enzym Laktase herzustellen. Dadurch wandert der Milchzucker unverarbeitet durch den Dünndarm in den Dickdarm, was die „falschen"

Kapitel 6: Genetisch korrekt - Wo wir herkommen und was wir vertragen

Bakterien stark vermehrt. So kommt es zu Blähungen und Durchfällen.

Interessant ist ein Hinweis von Schulte (vgl. [27], Seite 70): „Wenn man an einem unerklärlichen Ekzem leidet, soll man an Casein als Auslöser denken."

Zudem ist das Trinken von Milch, einem Nährstoff für Rinderkälbchen, nicht wirklich eine genetisch korrekte Art und Weise, sich zu ernähren. Man muss sich einfach mal vorstellen, dass man einer wild lebenden Büffelkuh die Milch melken (klauen) will, die fürs gerade geborene Kälbchen gedacht ist. Ich würde davon abraten.

Ein zweiter guter Hinweis ist die Unverträglichkeit von Milch in Ländern ab der Türkei und weiter südlich. So sind z. B. fast alle Afrikaner, aber auch die Mehrheit der Asiaten nicht in der Lage, Laktose nach dem Kleinkindalter zu verdauen.

Es gibt auch viele Ärzte, die vom Verzehr von Milch abraten, u. a. Ron Rosedale, Sid Baker oder Adrian Schulte. Rosedale stellt klar, dass gesunde Knochen **nicht** von der Milch abhängen, **sondern von Vitamin D, Vitamin K2** und einer guten Versorgung mit Proteinen (vgl. [3B], Seite 90).

Eigene Erfahrung:

Ich hatte 25 Jahren ein „nicht erklärbares" Ekzem zwischen den Zehen. Die Haut riss sporadisch zwischen den Zehen auf. Ich lasse nun alle Milchprodukte weg, was gerade beim Kaffee sehr ärgerlich ist. Es gibt keinen schmackhaften Ersatz für Milch im Cappuccino. Ja, es gibt sehr viele sogenannte Alternativen zu Milch (Reis, Hafer, Kokos, Mandel), aber probieren Sie mal selbst. Mich hat keine Alternative im Kaffee überzeugt. Der beste Ersatz ist für mich die Kokosmilch oder ein Teelöffel Kokosöl. Als Ersatz für den Milchshake findet man bei den genannten Sorten schon eine leckere Alternative, jedoch nicht für den Cappuccino.

Nach acht Wochen konnte ich feststellen: Das Ekzem zwischen den Zehen ist weg. Ich habe in diesen acht Wochen alle Milchprodukte weggelassen, auch von der Ziege und vom Schaf. Das Casein von diesen Milchsorten soll besser verdaulich sein, als von der Kuh, doch ist auch dort Casein enthalten. Ich habe in dieser Zeit keinen Käse gegessen und Kaffee gibt es nun schwarz.

Kapitel 6: Genetisch korrekt - Wo wir herkommen und was wir vertragen

Aminosäuren sind wichtig

Der Mensch ist auf Eiweiß aus der Nahrung angewiesen. Aminosäuren sind die Basisbausteine aller Eiweiße. Viele der Aminosäuren kann der Mensch gar nicht oder nur in zu geringen Mengen selbst herstellen.

Somit sollte der Mensch regelmäßig Fleisch, Fisch, Eier oder pflanzliches Eiweiß essen, da wir sonst einen (extremen) Mangel an Aminosäuren bekommen (Thema Burnout). Insbesondere bei veganer Ernährung sollte man auf die Abdeckung aller notwendigen (essentiellen) Aminosäuren achten, da Obst und Gemüse einige Aminosäuren (z. B. Lysin, Taurin, Carnitin,...) nicht in dem Maß enthalten wie Fleisch (vgl. [4C]).

Wer das nicht glaubt: Ein Aminosäureprofil, auch gern Aminogramm genannt, kostet im Labor IMD 99,- Euro, bei Bioscientia in Berlin sogar nur 35,- Euro.

Aminosäuren sind die „Legosteine", aus denen alles Leben, alle Bakterien, Einzeller, Fische, Vögel, Säugetiere, Pflanzen und so weiter hervorgegangen sind. Es ist der Rohstoff, aus dem der Mensch alles daraus zusammenbaut, wie z. B. Muskeln, aber und vor allem das Immunsystem, Knochen, Haare, Fingernägel, Schleim, Haut und auch Hormone (Botenstoffe).

Ohne die benötigten Aminosäuren kann der Körper die daraus bestehenden **Hormone** nicht herstellen. Ohne die passende Menge an Hormonen erfährt der Mensch kein Gefühl von **Glück** und **Zufriedenheit**. Aber auch sehr viele Stoffwechsel-Produkte zum **Entgiften** und Verdauen im weitesten Sinne hängen von Aminosäuren ab. Das **Immunsystem** besteht komplett aus Aminosäuren. Ulrich Strunz rät daher dazu, täglich 2 g Aminosäuren pro kg Körpergewicht aufzunehmen. Bodo Kuklinski, Ron Rosedale oder Mark Sisson sind vorsichtiger und raten zu 1 g Aminosäuren pro kg Körpergewicht. Das schafft man leicht, wenn man sich täglich ein Frühstück mit reichlich Eiern und Schinken zubereitet. Ein Steak von 200 g hat auch 40 g Eiweiß. Ein Ei (ca. 65 g Gewicht) hingegen bringt 8 g Eiweiß mit sich, 5 g für essentielle Aminosäuren und 3 g nicht essentielle Aminosäuren.

Ist rotes Fleisch nicht krebserregend?

Eine Anmerkung zu der immer wiederkehrenden Behauptung, das Essen von rotem Fleisch würde die Gefahr von Darmkrebs erhöhen: In einer

Kapitel 6: Genetisch korrekt - Wo wir herkommen und was wir vertragen

ausführlich angelegten Studie mit 2000 Teilnehmern (zufällige Verteilung) wurde gezeigt, dass der Verzehr von rotem Fleisch zu keinem höherem Risiko führt (vgl. [S3C]). Im Gegensatz dazu entbehrt das Statement der IARC (International Agency for Research on Cancer) jeglicher wissenschaftlicher Grundlage, wie Georgia Ede vortrefflich klarstellt. Die Studie zu dieser Behauptung wurde bis 07/2019 nicht veröffentlicht.

Aminosäuren am Beispiel Schlaf:

Ein kleines Beispiel für die Wichtigkeit von Aminosäuren ist L-Tryptophan. Fehlt diese Aminosäure, bekommt man Einschlaf- / Durchschlafprobleme und kann nicht wirklich glücklich werden, da L-Tryptophan der Basisbaustein für Serotonin (Glück) und Melatonin (Schlaf) ist. Wenn man an Schlafproblemen leidet, bietet es sich an, einfach mal L-Tryptophan (500 mg kurz vor dem Schlafen gehen) zusammen mit 300 mg Magnesium auszuprobieren. Auch GABA (Gamma-Aminobuttersäure), Taurin, L-Glutamin und Glycin sollen einen beruhigenden Effekt haben und können in diesen natürlichen „Schlafmix" in der jeweiligen Dosierung von ca. 500 mg bis 1 g ausprobiert werden. Dazu gehört ein guter B-Komplex (siehe Nahrungsergänzung), den man jedoch morgens einnehmen sollte, da er wach machen kann, und ggf. das Weglassen von Kaffee, da Kaffee ein Enzym hemmt, welches 5-HTP aus L-Tryptophan bildet (vgl. [S73]).

Cholesterin

Ich habe diesem Thema ein eigenes Kapitel gewidmet. Ab Seite 145 beschreibe ich im Detail, wie sich das Thema Cholesterin seit 1960 entwickelt hat.

Die wichtigsten Informationen zum Thema Cholesterin sind:

- Die Blutfettwerte LDL, HDL, Gesamtcholesterin und Triglyceride können per Blutanalyse bestimmt werden.

- Cholesterin ist extrem wichtig für den Menschen, es wird zu 95 % selbst gebildet.

- Sie brauchen keine Angst vor Eiern haben. Im Gegenteil, man sollte mindestens 2-4 am Tag zu sich nehmen, wenn man die Kost

Kapitel 6: Genetisch korrekt - Wo wir herkommen und was wir vertragen

umstellt auf genetisch korrekt. Das entlastet die Leber bei der Herstellung von Cholesterin. Eier liefern zudem sehr gut verwertbares Eiweiß.

- Die beiden wichtigen Messwerte sind Triglyceride und HDL.
- Der Quotient:

  Triglyceride / HDL

  sollte kleiner dem Wert eins sein. Denn dieser Quotient korreliert sehr stark mit der KHK (vgl. [SB4]). **Bitte regelmäßig per Blutanalyse messen**!
- LDL ist für fast alle Menschen uninteressant. Ausnahme sind Menschen mit einem angeborenen viel zu hohem Gesamtcholesterinwert von über 300 und hohen Werten von Triglyceriden.
- LDL wird in der Regel nicht gemessen, sondern nur berechnet.
- Verwenden Sie nur **Olivenöl**, Avocadoöl und bei einer genetisch korrekten Ernährung auch **Kokosöl** zum scharfen Anbraten. Alle anderen Öle entsorgen. Sie sind nicht für den menschlichen Verzehr geeignet. Bio oder nicht bio, das ist dabei egal.

Statine

„Die Medizin wird pervers, wenn sie keine Ahnung von Biochemie hat."

– Bodo Kuklinski

1984 wurde die Studie LRC veröffentlicht, die an ca. 3800 Männern mittleren Alters und erhöhten Cholesterinwerten durchgeführt wurde. Man teilte diese Männer in zwei Gruppen ein, wobei beide Gruppen das gleiche (falsche) Essen bekamen, was arm an gesättigten Fetten und Cholesterin, reich an den sogenannten pflanzlichen Fetten und Ölen war. Zusätzlich bekam eine Gruppe einen Cholesterinsenker, die Kontrollgruppe ein Placebo.

In dieser Studie wurde festgestellt, dass der Einsatz eines Cholesterinsenkers

Kapitel 6: Genetisch korrekt - Wo wir herkommen und was wir vertragen

drei Effekte hatte:

- Die Werte für Cholesterin im Blut gingen herunter.
- Die Sterblichkeit an KHK sank leicht in der Interventionsgruppe (zunächst nicht signifikant, jedoch änderten die Studienleiter im Nachhinein das statistische Verfahren, sodass man gerade so eine Signifikanz feststellen konnte).
- Die Gesamtsterblichkeit veränderte sich **nicht**!

In der Gruppe, die Cholesterinsenker einnahm, stiegt die Rate an **Selbstmorden**. Die Personen fielen zudem häufiger durch Gewalt auf.

Man hatte nun herausgefunden, dass ein Cholesterinsenker anti-entzündlich wirkt (vgl. [1], vgl. [S71]) und somit leicht die Rate für KHK senkt. Heute weiß man das. Damals zog man den falschen Schluss aus diesem Ergebnis und meinte, das Senken des Cholesterins würde zu einem Sinken der Rate an KHK führen. Schlimmer noch: Man behauptete, dass es auf Basis dieser Daten angeraten sei, sich generell fettarm und cholesterinarm zu ernähren. So, als hätte es die anderen Studienergebnisse nie gegeben und als könnte man von der Versuchsdurchführung hier – die Einnahme eines Medikaments – darauf schließen, dass es sich gleich verhält mit dem natürlichen Essen von Fetten über die Nahrung. Dies wurde auch schon in drei großes Studien widerlegt. Meiner Meinung nach ist das ein unfassbares Vorgehen.

Ich möchte an dieser Stelle anmerken, dass der ganzheitliche Ansatz, der hier im Buch beschrieben wird, wesentlich effektiver und nachhaltiger **alle** Entzündungswerte im Blut senkt (vgl. [S3F], [S40]).

Statine haben zudem **massive Nebenwirkungen** (vgl. [1], Seite 295), wie z. B.:

- Impotenz
- Schädigung der Mitochondrien
- Deutliche Verminderung der Produktion von Q10
- Muskelschmerzen
- usw.

Kapitel 6: Genetisch korrekt - Wo wir herkommen und was wir vertragen

Noch ein Satz zu der entzündungshemmenden Wirkung von Statinen (vgl. [S71]). Diese können Sie mittels Ketose und der guten Versorgung mittels Gamma-Tocopherol, Omega-3-Fischöl und Vitamin C ohne Nebenwirkungen erreichen (vgl. [S72]). Gamma-Tocopherol nehmen sie mit einem guten Vitamin E Produkt auf.

Salz ist wichtig

Warum wird für Menschen mit hohem Blutdruck maximal 2 g Salz am Tag empfohlen?

Das beruht auf einer Studie von Lewis Dahl, der extra für seine Studie die sogenannten „Dahl salt-sensitive rats", also eine Ratte gezüchtet hat, die sehr sensibel auf Salz reagiert (vgl. [3F], Seite 41). Anhand dieser speziell gezüchteten Ratten wurde festgestellt, dass sie hohen Blutdruck bekamen. Was hat das für einen Sinn? Warum meint man dies auf einen gesunden Menschen übertragen zu können?

Die Wahrheit liegt weit davon entfernt, was Dinicolantonio in seinem Buch „The Salt Fix" sehr gut ausführt, was aber vor allem in der Studie [S66] bewiesen wurde. Dort ermittelte man anhand von Urinproben die Aufnahme von Natrium am Tag und stellte fest, dass das geringste Sterberisiko bei 5 bis 6 g Natrium (**also ca. 12 g**) Salz liegt. Die Studie wurde an über **100.000 Teilnehmern** durchgeführt.

Hier muss man noch anmerken, dass der Salzbedarf bei Menschen, die wenig Kohlenhydrate bzw. ketogen essen, nochmals 1-2 g höher liegt.

Gefährlich ist an einem empfohlenen Salzkonsum von unter 3 g Salz am Tag: Die Herzrate erhöht sich bei zu geringen Mengen von Natrium im Blut (vgl. [3F], Seite 55, vgl. [S69]). Wenn der Natriumspiegel zu sehr sinkt, aktiviert der Mensch ein Arsenal an Hormonen, um dem entgegenzuwirken (vgl. [3F], Seite 69-71).

Wie schreibt Dinicolantonio: „Salz war das falsche weiße Kristall, was man verdächtigt hat. Es ist der Zucker, der Bluthochdruck verursacht." (vgl. [3F])

Abrundend kann man noch aufführen, dass Erkrankungen an Gefäßen und Herzen (KHK) anstiegen, als der Konsum von Salz immer weiter zurückging, während der Konsum von Zucker immer weiter anstieg (vgl.

Kapitel 6: Genetisch korrekt - Wo wir herkommen und was wir vertragen

[3F, Seite 62).

So stieg der Konsum von Zucker in England von 4 g im Jahr 1700 auf über 50 kg im Jahr 1950. Der Verzehr von Salz fiel im gleichen Zeitraum von ca. 70 g pro Tag im Jahr 1700 auf ca. 10 g pro Tag im Jahr 1950.

Ein Wort zu Alkohol

Man kann kein ganzheitliches Buch veröffentlichen, ohne über Alkohol zu schreiben. Es gibt leider eine sehr aktuelle Metastudie, die aufzeigt, dass die gesunde Menge an Alkohol bei 0 cl liegt (vgl. [S98]).

Eigentlich ist es logisch, da beim Abbau von Alkohol Acetaldehyd entsteht. Dieses Aldehyd verbraucht unseren teuersten Entgifter, das Glutathion. Und es spielt auch eine Rolle, wie gut die eigene Entgiftungsleistung des Körpers aktuell ist.

Wenn man nun doch unbedingt Alkohol trinken möchte, so kann man sich auf Basis der Studie [S99] nach Bodo Kuklinski mit ein paar NEMs unterstützen, nämlich:

- Vitamin B1, z. B. 100mg
- Acetyl-Cystein (NAC), z. B. 700 mg (eine Kapsel)
- Vitamin C, z. B. 300-500 mg

Zu einem Teil Cystein sollten drei Teile Vitamin C eingenommen werden (vgl. [1F], Seite 84). Oder man nimmt das nicht ganz so anfällige Acetyl-Cystein (NAC) ein. Dann kann man Vitamin C geringer dosieren.

In einer Studie an Ratten hat man aufgezeigt, dass eine tödliche Dosis von Acetaldehyd (90 % Sterberate) in einer zweiten Gruppe zu keinem Todesfall führte, wenn die Ratten genau diese drei Vitalstoffe einnahmen (vgl. [S99]).

Dazu sollte man am Tag davor und danach ein paar Eier zusätzlich essen, da Eier viel Cholin enthalten, was der Leber beim Abbau von Alkohol, wie auch beim Heilen der Fettleber, hilft (vgl. [SB5]). Auch Taurin schützt vor den Schäden von Acetaldehyd beim Abbau von Alkohol (vgl. [4C], 189).

Ein Tipp von Mark Sisson findet sich noch in dieser Studie (vgl. [SB6]), in

Kapitel 6: Genetisch korrekt - Wo wir herkommen und was wir vertragen

der Ratten nach einer sportlichen Aktivität weniger Schaden durch Alkohol erfahren. Der Hintergrund könnten die hoch geregelten antioxidativen Pfade nach Sport sein.

Wo liegt der Systemfehler?

Zum Abschluss dieses Kapitels möchte ich kurz darstellen, woran das medizinische System nach der Meinung von Jason Fung krankt. Warum gibt es so viele widersprüchliche Studien bzw. Aussagen von Professoren:

- In Amerika wird ein Richter entlassen, wenn er ein Geschenk annimmt. Egal, wie gering der Wert ist.
- In Amerika wird ein Polizeibeamter entlassen, wenn er ein Geschenk auch nur in Form eines Drinks annimmt.

Es ist aber vollkommen korrekt, dass ein Professor, angestellt von einer Universität, ein beachtliches Gehalt von einer Pharmafirma bezieht (über 100.000 Dollar), deren Produkte er bewertet.

Frage:

Merken Sie, wo der Systemfehler liegt?

Gut. Solange das legal ist, wird es Ärzte geben, die durch die Gegend rennen und z. B. verkünden, dass Zucker gesund ist oder Statine helfen. Nein, nicht nur helfen, sondern vorsorglich von allen Menschen im Alter von über 30 Jahren eingenommen werden sollten. Das wurde ernsthaft vorgeschlagen (vgl. [1]).

Dazu lese ich bei Prof. Antes, dass „80 % der deutschen Ärzteschaft in Ihrer beruflichen Routine nichts in englischer Sprache lesen."

Unglaublich. Die Wissenschaft in der Medizin wird vor allem in Amerika voran getrieben, dokumentiert in englischer Sprache. Ich habe den Gros meines Wissens aus Büchern in englischer Sprache, von den Studien und Vorträgen bzw. Konferenzen ganz zu schweigen.

Kapitel 6: Genetisch korrekt - Wo wir herkommen und was wir vertragen

Zusammenfassung Thema Ernährung

Zum Ende des Themas genetisch korrekte Ernährung eine kurze Zusammenfassung:

- Es zeigt sich, dass Getreide für den Menschen in vielerlei Hinsicht schädlich ist. Gleiches gilt für Zucker. Das wird in den folgenden Kapiteln noch ausgeführt.

- Es zeigt sich auch, dass Gemüse und in kleinen Mengen saisonales und damit regionales Obst sehr gesund für uns ist. Das gleiche gilt für frisch zubereitetes Fleisch, insbesondere rotes Fleisch (vgl. [SA6]), so ein Ergebnis der PURE-Studie. Daraus folgt, dass man als gesunder Mensch Kohlenhydrate essen darf, jedoch nur aus einer zu uns Menschen passenden Variante.

- Es gibt gesunde Fette. Dazu gehören insbesondere die gesättigten Fette aus tierischer Quelle und Kokosöl. Am besten scheint jedoch Olivenöl zu sein.

- Essen sollte vor allem frisch zubereitet werden, damit die ungesunden chemischen Haltbarkeitsstoffe und Geschmacksverstärker erst gar nicht in unseren Körper kommen.

- Essen sollte natürlich zubereitet werden, da die Form des Verzehrs sich auswirkt auf den Insulinausstoß. Somit keine denaturierten Pulver oder Smoothies konsumieren. Sondern besser ein gutes Stück Fleisch mit Gemüse oder Salat.

- Man sollte seine Produkte, wenn möglich, aus der Umgebung kaufen. Die Produkte sollten unbedingt in der EU angebaut worden sein. So vermeidet man Schadstoffe.

Wenn man mal ehrlich ist: Das ist eigentlich auch vollkommen logisch. Das ist genau die Nahrung, die wir als Jäger und Sammler Jahrhunderttausende zu uns genommen haben. So haben wir uns über drei Millionen Jahre entwickelt vom Homo Erectus zum jetzigen modernen Menschen, der leider irgendwann Getreide angebaut und Zucker aus Rüben und Rohr gewonnen

Kapitel 6: Genetisch korrekt - Wo wir herkommen und was wir vertragen

hat.

Im folgenden Kapitel werden die Erkrankungen beschrieben, die durch eine zu hohe Aufnahme der falschen Kohlehydrate entstehen. Durch die Zulassung von High Fructose Corn Sirup (HFCS) im Jahr 2019 in Europa ist mit einer weiteren Steigerung der metabolischen Erkrankung zu rechnen, da HFCS einen deutlich höheren Anteil (bis zu 65 %) an Fruktose enthält als Haushaltszucker (50 %). Und Sie haben inzwischen gelesen, was das bedeutet.

„Man wacht nicht eines Morgens auf und stellt fest: Man ist fett."

– *Jason Fung*

Kapitel 7: Die Gefahren der (normalen) kohlenhydratreichen Ernährung

In diesem Kapitel fasse ich die Gefahren einer kohlenhydratreichen/-lastigen Ernährung, so wie sie leider im Jahr 2019 noch immer von der DGE (Deutsche Gesellschaft für Ernährung) wie auch von führenden amerikanischen Instituten empfohlen wird, zusammen.

Ich hatte es weiter vorne im Buch bereits ausgeführt: Wir sind es aufgrund unser genetischen Herkunft nicht gewohnt, jeden Tag pfundweise Kohlenhydrate, außerhalb der Frucht, aufzunehmen. Sie glauben nicht, dass wir pfundweise Zucker als eine Form der Kohlenhydrate zu uns nehmen? Dann schauen Sie sich bitte einmal die aktuellen Statistiken zum Thema an; und vor allem, wo überall Zucker versteckt wird (Limonade, sogenannte Fruchtsäfte, Joghurt, aber auch im Fleisch, Brot und vor allem in fettarmen Fertigessen als Geschmacksverstärker).

Was genau wird durch eine zu hohe Kohlenhydrataufnahme, insbesondere in Form von Zucker, ausgelöst?

- Fettsäuren im Körper können **leichter oxidieren** (siehe folgendes Kapitel Maillard-Reaktion). Durch Fruktose läuft diese Oxidation zudem 7x stärker als durch Glukose (vgl. [14], Seite 161).

- Beim Abbau von Fruktose entsteht **Methylglyoxal**. Dieser toxische Metabolit führt **250 stärker** zur Maillard-Reaktion (vgl. [SD7]).

- 50 % des Zuckers, nämlich der Fruktoseanteil, führt zur Vergrößerung der Leber und zur **Fettleber**, ganz ohne Alkohol (vgl. [14], Seite 129).

- Zucker führt zu einer starken Anregung der Nebenniere, diese produziert ggf. **300-400 % mehr Hormone**, was irgendwann zur Nebennierenerschöpfung führt (vgl. [14], Seite 115).

- Zucker übt einen sogenannten **osmotischen Druck** aus. Das ist der Effekt, wenn Salz auf Gemüse gestreut wird. Sie können zusehen, wie sich Wasser „bildet". Dieser osmotische Druck reizt die

Magenschleimhaut (siehe [14], Seite 164).
- Zucker führt zur stärkeren Bildung von Magensäure, was die Gefahr erhöht, **Zwölffingerdarmgeschwüre** zu bekommen (vgl. [14]).
- Zucker belastet die Nieren und verursacht **Bluthochdruck** (vgl. [S68]).
- Durch hohe Insulinspiegel kommt es zu **Wassereinlagerungen** (vgl. [4A], Seite 189) und geschwollenen Gelenken.
- **Ein zu viel an Glukose wird in Fett** bzw. Triglyceride umgewandelt (vgl. [3], Seite 141, vgl. [2], Seite 27).
- Es wird kein Fett mehr verbrannt. Der Körper will zunächst die Glukose aus dem Blut abbauen (vgl. [3]).
- Die Aufnahme von **100 g Zucker** (ca. ein Liter Cola oder Orangensaft) führt dazu, dass die weißen Blutkörperchen um 40 % weniger reagieren (vgl. [SB0]). Die Autoren der Studie schreiben, dass man so sein **Immunsystem für 4-5 Stunden ausschaltet**.
- Der Mensch entwickelt u. U. eine zunehmende **Insulinresistenz** (siehe folgendes Kapitel); das ist eine Vorstufe der Diabetes Typ 2 (vgl. [S34]). D. h. verschiedene Muskeln und Organe werden mehr und mehr insulinresistent.
- Ständig hohe Insulinwerte sind ein Risiko für **Osteoporose**. Insulin erhöht die Ausscheidung von Calcium über die Nieren (vgl. [3B], Seite 50).
- Die Mitochondrien werden überlastet, kommen nicht nach, die Kohlenhydrate zu verbrauchen (vgl. [1], Seite 100, vgl. [44]). Es kommt zum Pyruvat/Laktatstau und ggf. zur Laktatazidose.
- Der Cholesterinspiegel und vor allem die **Triglyceride** steigen an (vgl. [14], Seite 132 und 148). Triglyceride korrelieren stark mit dem gefährlichen kleinen LDL und sind ein starker Marker für KHK (vgl. [SB4]). Triglyceride korrelieren zudem stark mit zu viel

Kapitel 7: Die Gefahren der (normalen) kohlenhydratreichen Ernährung

konsumierten Kohlehydraten, vor allem Zucker.

- **LDL** steigt durch den Verzehr von Kohlehydraten und Zucker (vgl. [S64]).
- Die Bildung von **Gallensteinen** wird begünstigt (vgl. [14]).
- Es drohen Krebs, Autoimmunerkrankungen und Diabetes (vgl. [14], Seite 152).
- Es droht eine koronare Herzerkrankung (vgl. [14], Seite 125).
- Das komplexe Hormon HGH wird vom Körper nur gebildet, wenn der Blutzuckerspiegel niedrig ist (vgl. [C], Seite 76).
- Kohlenhydrate erhöhen die Bildung von Triglyceriden, die wiederum dazu führen, dass **Leptin** (Sättigungshormon) im Gehirn **unterdrückt** wird (vgl. [S34], vgl. [2], Seite 76).
- Der Körper nimmt bei gleichzeitiger Aufnahme von Eiweiß und Zucker weniger Eiweiß auf, d. h. die **Eiweißaufnahme sinkt** (vgl. [14], Seite 153).
- Ein hoher Glukosespiegel führt dazu, dass **weniger Vitamin C** von den Zellen aufgenommen wird (vgl. [S2], vgl. [SB0]).
- Das **Gehirn schrumpft** schneller bei hohen Blutzuckerspiegeln (vgl. [9], Seite 41).
- Durch einen hohen Konsum von Zucker kommt es leicht zu einer **Dysbiose** (Ungleichgewicht der Darmbakterienstämme) im Darm und somit zu Verdauungsstörungen aufgrund von Fäulnis (vgl. [6], [12]).
- Kohlenhydrate verursachen eine **Achterbahnfahrt** für den Insulinspiegel. Das verursacht **Hunger und schlechte Laune** (vgl. [2], Seite 86). Es besteht die Gefahr, dass wir mehr Kalorien essen als wir benötigen. Dieser Effekt wird durch Zucker verstärkt, da Zucker in den Hormonhaushalt eingreift (vgl. [14]).

Kapitel 7: Die Gefahren der (normalen) kohlenhydratreichen Ernährung

Insulin und Insulinresistenz

Warum ist ein stabiler Glukosespiegel und ein niedriger Insulinspiegel wichtig für das generelle Wohlbefinden? Dazu gibt es einige sehr einfache wissenschaftliche Gründe.

Aus eigener Erfahrung kann ich sagen: Seit der Umstellung auf „genetisch korrekte Kost" kann ich problemlos Mahlzeiten um Stunden verschieben. Der Hunger kommt ganz sanft, auf Samtpfoten. Ich bekomme bei Hunger keine Kopfschmerzen mehr und meine Laune geht nicht in den Keller, nur weil ich nicht exakt 12.00 Uhr mein Mittagessen habe. Ich habe morgens nach dem Aufstehen auch keinen Hunger. Durch den niedrigen Insulinspiegel läuft meine Fettverbrennung sehr gut und durch die nicht mehr auftretenden Blutzuckerschwankungen entsteht kein Hungergefühl.

Denn Insulin hat einen weiteren negativen Effekt. Es sperrt das Fett weg und man wird kaum abnehmen. Der Körper verstoffwechselt die Kohlenhydrate vor den Fettsäuren (vgl. [3], Seite 132), d. h. man kann bei regelmäßigem Verzehr von Kohlenhydraten schlecht abnehmen. Das hat schon Robert Atkins 1971 festgestellt und wurde verlacht. Er hatte aber Recht. Heute lacht keiner mehr, der sich mit dem Thema ernsthaft beschäftigt. Denn alle Diäten, die auch funktionieren, basieren auf dem Wissen, dass man Kohlenhydrate weglassen bzw. stark reduzieren muss, um einen anhaltenden Erfolg zu erzielen.

Ob man bereits in einen bedenklichen Bereich der Insulinresistenz gerutscht ist, kann man gut an den folgenden Blutwerten kontrollieren lassen (und kann bei [2], Seite 112f nachlesen):

- **Insulin**
- LDH 1-5 (Lactatdehydrogenase, differenziert noch Isoenzymen)
- HbA1C ist sozusagen ein guter Wert, um die Zucker(über)belastung der letzten Wochen zu prüfen.
- Nüchternzucker (normal: 3,9 bis 5,5 mmol/l)
- Blutzucker direkt nach einer kohlenhydratreichen Kost (bis 8,9

Kapitel 7: Die Gefahren der (normalen) kohlenhydratreichen Ernährung

mmol/l ist normal).

- Blutzucker sollte 2 Stunden nach einer kohlenhydratreichen Kost wieder unter 7,8 mmol/l liegen.
- Laktat
- Pyruvat
- Gamma-GT
- GLDH

Angeborene Insulinresistenz und Chrom

Es gibt beim Thema Insulin noch einen interessanten Aspekt. Noakes hat eine Theorie, nach der Menschen eine angeborene Insulinresistenz der Muskeln besitzen. Das merkt man nur, wenn Insulin, am besten im Rahmen des Glukosetoleranztests, gemessen wird. In der Studie [S3B] wird gezeigt, wie sich das auswirkt. Dort hat man bei 400 freiwilligen, gesunden jungen und schlanken Menschen diesen Test gemacht. 12 waren insulinresistent und hatten, vollkommen unbemerkt, bei der Aufnahme von Glukose einen doppelt so hohen Insulinwert wie die gesunde Kontrollgruppe. Danach hat man gewisse Blutparameter nach dem Essen beobachtet und mit der Kontrollgruppe verglichen. Die Gruppe mit Insulinresistenz hat nicht nur einen höheren Insulinwert, sondern auch wesentlich höhere Werte für Triglyceride, da die Leber viel stärker Lipogenese betreibt.

Das erklärt Fälle, bei denen extrem sportliche Menschen Diabetes Typ 2, eine Fettleber oder einen Herzinfarkt bekommen. Das liegt an der hohen Aufnahme von Kohlenhydraten, die bei solchen Menschen zu hohen Blutfettwerten führen, da die Glukose nicht mehr in den Muskeln verschwinden will und der Körper verzweifelt versucht, sich mit immer höheren Dosen von Insulin zu helfen. Gleichzeitig dazu konsumiertes Fett muss zusätzlich in den Fettzellen eingelagert werden, wie auch die zu Fett umgebaute Fruktose.

Was beim Thema Insulinresistenz u. U. mit hinein spielt ist ein schlechter Wert für Chrom im Körper. Leider wurde bei der zitierten Studie nicht auf Chrom hin untersucht. Sie sollten, sofern Sie einen erhöhten Insulinspiegel

Kapitel 7: Die Gefahren der (normalen) kohlenhydratreichen Ernährung

aufweisen, auf jeden Fall Chrom im Blut prüfen lassen und dann substituieren, wenn der Wert niedrig ist.

Thema Fettleber

Im Zusammenhang mit Insulinresistenz möchte ich das Thema Fettleber beschreiben. Eine Fettleber ist bereits eine ernste Erkrankung und tritt häufig bereits auf, bevor jemand eine Diabetes Typ 2 Diagnose bekommt.

Das Hauptproblem der insulinresistenten Fettleber ist, dass nun auch die Leber keine Kohlenhydrate per Lipogenese mehr in Triglyceride umwandelt. Schlimmer noch ist, dass die Leber bei Insulinresistenz nun ständig Glukoneogenese betreibt, somit den **Blutzuckerspiegel erhöht,** obwohl der Blutzuckerspiegel hoch ist. Das passiert, da die Leber nicht mehr auf Insulin hört (vgl. [3B], Seite 190).

Was die Fettleber auch **sehr gefährlich** macht, ist die Tatsache, dass eine Fettleber nach Lyn Patrick nicht mehr in der Lage ist, die Entgiftungsenzyme Glutathionperoxidase und Superoxid-Dismutase zu bilden. Daher ist man mit einer Fettleber wesentlich anfälliger für oxidativen Stress und für alle mit der Nahrung aufgenommenen Schwermetalle und Gifte. Eine Fettleber ist verarmt an antioxidativen Substanzen.

Doch es ist ein **umkehrbarer Prozess**. Um eine Fettleber möglichst schnell wieder gesund zu bekommen, können Sie folgendes tun:

- Reduzieren Sie die Kohlenhydrate auf die genetisch korrekte Menge von maximal 150 g.
- Meiden Sie Zucker und Alkohol für drei Monate komplett.
- Nehmen Sie drei bis fünf Eier täglich in die genetisch korrekte Ernährung auf, da im Ei der Mikronährstoff Cholin und Cystein reichlich enthalten ist. In fünf Eiern sind ca. 600 mg Cholin enthalten und man erspart sich so ein weiteres NEM.
- Blaubeeren und Brombeeren regelmäßig essen (Antioxidantien).

Nehmen Sie folgende NEMs täglich ein:

- Die Aminosäure L-Methionin zweimal täglich ca. 500 mg.

Kapitel 7: Die Gefahren der (normalen) kohlenhydratreichen Ernährung

- Die Aminosäure L-Arginin mit L-Citrullin (vgl. [SB1]), da NO den AMPK Signalweg unterstützt, was die Fettverbrennung verbessert.
- Vitamin E mit 2x400 IE (morgens und abends).
- Melatonin mit 1-3 mg abends, ca. 30 min vor dem zu Bett gehen.
- 1-2 g OPC auf mehrere Portionen zum Essen.
- Für 3 Monate ein gutes Probiotikum nehmen. Häufig geht eine Fettleber mit einer Dysbiose einher. Die so entstehenden endogenen Gifte (durch die falschen Bakterien hergestellt) belasten zusätzlich die Leber.
- Ein gutes Bio-Lecithin Produkt. Denn Lecithin enthält viel Cholin bzw. Phosphatidylcholin, welches der Mensch erst aus Cholin herstellen muss.

Maillard-Reaktion (1912)

Im Jahr 1912 hat der französische Biochemiker herausgefunden, dass Proteine und Fettsäuren leichter oxidieren, wenn sich Kohlenhydrate an diese gebunden haben (vgl. [9], Seite 126).

Unsere Zellwände der ca. 10 Billionen Zellen im menschlichen Körper bestehen aus Fettsäuren, in der Regel aus ungesättigten Fettsäuren. Nur im Notfall nimmt der Körper gesättigte Fettsäuren.

Die Zellwände können nun leichter oxidieren, wenn es zur sogenannten Maillard-Reaktion gekommen ist, aber: Keine erhöhten Kohlenhydrate im Blut, wenig Maillard-Reaktion, kein leichteres Oxidieren der Zellwände.

Das kann man anhand der Blutwerte „oxidiertes LDL", HbA1c, AGE und MDA-LDL messen.

Durch das Oxidieren der Zellwände entstehen Schäden, die der Körper ständig reparieren muss. Die Zellwände sind in ihrer Qualität geschwächt.

Fruktose erhöht die Maillard-Reaktion um das sieben- bis zehnfache (vgl. [9], Seite 128): Somit Finger weg von Zucker und Derivaten wie Fruktose-Glukosesirup, Limonaden und Fruchtsaftgetränken jeglicher Art. Obst ist in geringen Mengen akzeptabel, da Obst Ballaststoffe enthält, die zu einer geringeren Aufnahme von Fruktose führen.

Das Abbauprodukt **Methylglyoxal**, was beim Abbau von Fruktose anfällt, erhöht die Maillard-Reaktion um das **250fache** (vgl. [SD7]).

Somit sollte man nur wenig Obst essen, auch wenn Obst Ballaststoffe mit liefert. Beeren sind vorzuziehen, denn sie enthalten wenig Fruktose. Neben der Maillard-Reaktion gibt es auch die Dysbiose, die durch Fruktose mit ausgelöst werden kann.

Nebennierenüberlastung

John Yudkin hat im Buch „Pure, White and Deadly" in einem Experiment mit Männern, denen eine zuckerreiche Kost über 14 Tage gegeben wurde, gezeigt, dass die Hormone der Nebenniere um 300-400 % gestiegen sind, hingegen der Nüchterninsulinwert „nur" um 40 % gestiegen war (vgl. [14], Seite 115).

Yudkin führt jedoch auch aus, dass nicht alle Menschen gleich stark auf Zucker reagieren. Bei Frauen geht die Sensibilität häufig erst mit den Wechseljahren los. Junge Frauen reagieren weniger sensibel auf Zucker.

Kapitel 7: Die Gefahren der (normalen) kohlenhydratreichen Ernährung

Koronare Herzerkrankungen (KHK)

Yudkin ([14]) hat im Buch „Pure, White and Deadly" dieses Thema zum Schwerpunkt gemacht. Wie wirkt sich insbesondere Zucker auf den Menschen aus?

Auf Seite 129 listet er alle seine Erkenntnisse bezüglich der koronaren Herzerkrankung auf. Als Hauptschuldigen findet er den Zucker, wobei man nicht, wie ich irrtümlich auch immer annahm, zwischen weißem Zucker und braunem Roh-Rohrzucker zu differenzieren braucht. Es macht keinen Unterschied für uns.

Am besten man streicht Zucker komplett aus seinem Leben bzw. aus dem Essen, insbesondere in den ersten Monaten der Umstellung. Zucker löst leider zu viele hormonelle Prozesse aus, sodass man mehr essen will (Thema Leptin und Insulin). Der Abbau produziert gefährliche Moleküle. Eine Alternative zu Zucker könnte Xylit aus finnischer Produktion sein.

Wenn man seine Ziele erreicht hat, kann man ca. 10-20 g Zucker pro Tag konsumieren. Sich z. B. eine kleine „Belohnung" gönnen in Form einer Mandelcreme aus gebrannten Mandeln von Alnatura ©. Wahnsinnig lecker, aber eben mit 17 g Zucker auf 100 g. Besser ist es jedoch, Traubenzucker zu verwenden, da dieser keine Fruktose enthält.

Ich möchte an dieser Stelle noch einen genialen Vortrag von Ivor Cummins (Kardiologe) von der Carnivore Conference 2019 zusammenfassen. Er sieht folgende Risikofaktoren bei der koronaren Herzerkrankung:

- Blutzuckerspitzen
- Hoher Blutdruck
- Oxidativer Stress (ox. LDL, MDA-LDL)
- Entzündungen im Körper (C-RP, TNF-alpha, IL-17)
- Mineraliendefizite (Mineralienprofil im Vollblut)
- Vitamindefizite (Blutbild)
- Rauchen

Kapitel 7: Die Gefahren der (normalen) kohlenhydratreichen Ernährung

- Hohe Insulinwerte / Diabetes (Blutbild)

Ivor Cummins betont, dass mit einer genetisch korrekten Ernährung all diese Stressoren angesprochen werden. LDL kommt in seiner Liste nicht vor, einzig oxidiertes LDL, was aber so gut wie kein Arzt misst.

Viele Studien hier im Buch beweisen, dass die Gefahren der koronaren Herzerkrankung gebannt werden, wenn man sich genetisch korrekt ernährt. Mit dem Rauchen sollte man natürlich auch aufhören, wenn man gesund bleiben und erst recht, wenn man gesund werden will.

Die Wertigkeit heutiger Lebensmittel

„Wo Ärzte und Apotheker fehlen, da sterben die Menschen an Altersschwäche."

– Sprichwort aus Spanien

Durch extrem optimierte Anbaumethoden bzw. man kann auch schreiben, durch die totale Ausbeutung der Böden weltweit, besitzen die Lebensmittel bei weitem nicht mehr die Inhaltsstoffe wie noch vor ca. 40 Jahren. Hier einige Beispiele. Die Liste könnte endlos lang gestaltet werden:

1. Banane

Bei der Banane wurden die folgenden vier Werte von 1985 bis 2002 verglichen (vgl. [19], Seite 38):

- Calcium (-12 %)
- Folat (-79 %)
- Magnesium (-25 %)
- Vitamin B6 (-95 %)

2. Tomate

Eine ausführliche Darstellung findet sich in [D], Seite 4. Dort sind alle

Kapitel 7: Die Gefahren der (normalen) kohlenhydratreichen Ernährung

Vitamin- und Mineralstoffgehalte einer Tomate von 1954 bis 2003 gemessen worden. Vitamin C ist dabei von 50 mg auf 13 mg gesunken. Thiamin (B1) von 120 mcg auf 37 mcg. Kalzium von 43 mg auf 10 mg. Vitamin A von 550 mcg auf 42 mcg.

Es ist erschreckend, wie wenig von einigen Inhaltsstoffen übrig geblieben ist. Aber am Ende des Tages ist es vollkommen nachvollziehbar, wenn man sich anschaut, wie die Tomate in modernen Plantagen hergestellt wird. Das hat mit einer Tomate aus dem eigenen Garten nichts mehr zu tun.

Auch beim biologischen Anbau haben sich die Inhaltsstoffe reduziert, aber bei weitem nicht in dem Ausmaß, wie bei der konventionellen Methode. Man muss zur Kenntnis nehmen, dass man in den Wintermonaten keine frische und qualitativ hochwertige Bio-Tomate bekommen kann. Das funktioniert nicht. Man sollte daher nach Möglichkeit saisonal einkaufen und im Winter auf frische Tomaten verzichten.

3. Bohne

Aus der Quelle des Lebensmittellabors Karlsruhe/Sanatorium Oberthal (vgl. [19], Seite 38) wurden Bohnen von 1985 bis 2002 gemessen auf:

- Calcium (-51 %)
- Folat (-23 %)
- Magnesium (-31 %)
- Vitamin B6 (-77 %)

4. Brokkoli

Aus der Quelle des Lebensmittellabors Karlsruhe/Sanatorium Oberthal (vgl. [19], Seite 38) wurde Brokkoli von 1985 bis 2002 gemessen auf:

- Calcium (-73 %)

Kapitel 7: Die Gefahren der (normalen) kohlenhydratreichen Ernährung

- Folat (-62 %)
- Mangan (-55 %)

5. Die tatsächliche Aufnahme bei 37.785 Personen

Das US-Landwirtschaftsministerium hat bei 37.785 Menschen die Aufnahme von 11 essentiellen Nährstoffen analysiert. Man fand heraus, dass bis zu 80 % der Menschen noch nicht einmal die Minimalmengen, die RDA-Empfehlung (empfohlene Tagesmenge) aufnahmen. Lesen Sie bitte in der Tabelle, wie viel Prozent der Bürger weniger aufgenommen haben, als die ausgegebene Minimalempfehlung:

Essentieller Nährstoff	Prozentzahl der Personen, die den täglichen Mindestbedarf <u>nicht</u> erreicht haben:
Vitamin B1	45 %
Vitamin B2	34 %
Vitamin B3	33 %
Vitamin B6	80 %
Vitamin B12	34 %
Vitamin A	50 %
Vitamin C	41 %
Eisen	57 %
Calcium	68 %
Magnesium	75 %
Phosphor	27 %

80 % der in dieser Studie untersuchten Amerikaner haben zu wenig B6 zu sich genommen, 75 % zu wenig Magnesium.

Dies unterstreichen auch orthomolekular interessierten Ärzte wie Kuklinski

Kapitel 7: Die Gefahren der (normalen) kohlenhydratreichen Ernährung

[1], Strunz [5], Burgerstein-Team [0] oder Schmiedel [D]. Patienten haben sehr häufig einen Mangel an Zink, Magnesium und diversen B-Vitaminen. Auch in Deutschland.

6. Fleisch

Die niedrige Wertigkeit heutiger Lebensmittel betrifft jedoch nicht nur Obst und Gemüse, sondern insbesondere Fleisch. Die heute weit verbreitete - aus meiner Sicht ekelhafte - Massentierhaltung produziert keine Qualität mehr, wie es Jahrhunderte üblich war. Wenn es nach mir ginge, müsste das gesamte System verboten werden. Warum? Wir (als Gesellschaft) verfüttern den armen Viechern eine von uns ausgedachte Mischung, die sie bei Mutter Natur niemals vorgefunden haben. Dabei verbieten wir den Tieren, sich zu bewegen. Ein Bulle grast normalerweise auf der Wiese und zieht umher, um frische Wiesen zu finden. Wir stellen ihn unter Neonlampen und füttern Weizen. Ohne Bewegung. Dazu verabreichen wir Antibiotika und Hormone, damit er innerhalb kürzester Zeit schlachtreif ist. Der Gipfel dieser Widerlichkeit war der BSE-Skandal, der nur mit viel Glück nicht zu einer großen menschlichen Tragödie geführt hat. Das gleiche füttern „wir" bei der Hähnchenzucht. Antibiotika führt übrigens dazu, dass die Tiere schneller Gewicht zulegen (vgl. [6]).

Was passiert nun? Da das Vieh den heutzutage angebauten Weizen oder Mais (inklusive der „schönen" Spritzmittel) genauso schlecht verträgt wie wir Menschen und eigentlich gern Gras und Wildkräuter fressen würde, hat es ständig mit Entzündungen zu kämpfen! Es nimmt durch diese Fütterung unnatürliche Mengen an Omega-6 anstatt Omega-3 Fettsäuren auf. Indem wir das Vieh essen, nehmen auch wir diese hohen Mengen an Omega-6 Fettsäuren auf. Denn wir können Omega-6 nicht zu Omega-3 umbauen!

Omega-6 Fettsäuren sollte man in den Mengen nicht aufnehmen, da man das wertvolle und gute Omega-3 braucht, um die Omega-6 Fette zu neutralisieren. Omega-6-Fettsäuren fördern Entzündungen, hingegen Omega-3-Fettsäuren Entzündungen hemmen. Vor allem entstehen beim Erhitzen von Omega-6-Fetten krebserregende Stoffe wie Formaldehyd. Dazu lag das Verhältnis von Omega-3 zu Omega-6-Fetten bei 1 zu 1. Heutzutage liegt es bei ca. 1 zu 20.

7. Vitamine, generell

Heimische Produkte, z. B. Äpfel, lagern wir sehr lange, damit wir den ganzen Winter über „frische" Äpfel haben. Dabei verliert der Apfel jedoch sein Vitamin C.

Es gibt einige Vitamine (z. B. Vitamin C und B9), die mit Lagerung und/oder Erhitzung vollkommen verloren gehen. Es gibt Vitamine, die sich beim Erhitzen stark dezimieren oder wie Vitamin E, die kein Licht mögen. Eine schöne Aufstellung dazu findet sich in [B], Seite 26.

Genetisch korrekt wäre es, das Obst frisch vom Baum zu essen, so wie es die Tiere machen, die noch in der Wildnis leben. Dann nimmt man die enthaltenen Vitamine zu 100 % auf.

Was ich nicht verstehen kann: Warum ignoriert unsere Schulmedizin Vitamine und Mineralstoffe so sehr und vertraut komplett auf die in den letzten knapp zweihundert Jahren produzierten Chemieprodukte?

Es gibt zig tausend Studien zum Thema Vitamine und deren Nutzen, siehe allein ca. 50 Seiten Studienauflistung im Buch von Bodo Kuklinski oder 36 Seiten zitierte Studien in Steve Hickeys Buch über Vitamin C.

Ulrich Strunz stellt es gern so dar, dass man mit Vitaminen kein Geld verdienen kann, weil nicht patentierbar. Andere Ärzte argumentieren ähnlich. Das mag ich für die Pharmaindustrie sogar glauben, aber die Ärzte und Krankenkassen sollten doch über solchen Aspekten stehen, oder?

Es ist in vielen tausend Studien bewiesen, wie und wo Vitamine und Mineralien, insbesondere im Stoffwechselprozess des Menschen, eine Rolle spielen. Aber selbst wenn man diese Studien alle nicht kennt, so muss man doch, wenn man einmal kurz „einen Schritt zurückgeht" und über die Gesamtsituation nachdenkt, zur Kenntnis nehmen:

Vitamine, Mineralien und Spurenelemente sind seit vielen Millionen Jahren essentiell für jegliches Leben auf der Erde.

Antibiotika, Schmerzmittel bzw. chemische Produkte existieren erst seit ca. 100-200 Jahren. Als Naturwissenschaftler finde ich es höchst erstaunlich,

Kapitel 7: Die Gefahren der (normalen) kohlenhydratreichen Ernährung

dass man diese Tatsache so wenig zur Kenntnis nimmt! Man hat einen Glauben an die Forschung lediglich gegenüber neuen Produkten.

In vielen Büchern, wie z. B. im Horn, Kuklinski, Strunz und Burgerstein, lese ich, dass ein Vitamin B1-, B7-, B9- und B12 Mangel sehr häufig ist, .

Wieso wartet man bei B12 darauf, dass es zum Mangel an roten Blutkörpern kommt? Wieso ignoriert man, dass wir prinzipiell in der Lage wären, ca. 1 bis 3 g Vitamin C in der Leber selbst herzustellen, wenn uns das Enzym vor ca. 50 Mio. Jahren nicht abhandengekommen wäre, und gibt aus, dass man nur 80-100 mg einnehmen soll? Dabei ignoriert man alle in [1D] angegebenen Studien zur Heilkraft von Vitamin C bei Viruserkrankungen, dem Einfluss auf das Immunsystem und Allergien, sowie auch die Wirksamkeit bei der Behandlung von Krebs.

Eine gute Versorgung an Vitaminen und Spurenelementen ist extrem wichtig. Bei einem Mangel an B-Vitaminen (fast egal welches), Mangan, Kupfer, Eisen oder Selen-Mangel kommen die Mitochondrien (Mt) ins Stocken. Die Zelle muss auf das „Notstromaggregat" umschalten. Das Bindegewebe wird schlecht. Man ist viel zu häufig erkältet und geht das Risiko ein, Krankheiten zu bekommen, die bei Naturvölkern unbekannt sind, weil die sich genetisch korrekt ernähren (vgl. [17]). Bei uns werden folgende Erkrankungen jedoch zum Standard.

Beispiele:

- Menschen leiden jahrelang unter Depressionen und es fehlt ihnen u. U. lediglich L-Tryptophan, Vitamin B9 (Folat) und Zink.

- Eins von ca. 1000 Babys kommt mit offenem Rücken auf die Welt, weil die Mutter einen schlechten Folatspiegel hatte.

- Frauen erleiden Frühgeburten, weil sie einen zu niedrigen Magnesiumspiegel haben (vgl. [25], Seite 84).

- Menschen haben kalte Hände, weil sie einen sehr niedrigen Argininspiegel haben.

- 2008 findet man bei einer Studie in Heidelberg heraus, dass das Vitamin K2 vor Krebs schützt und sogar diverse Krebsarten bekämpft. Niemanden interessiert es (vgl. [S3]).

Kapitel 7: Die Gefahren der (normalen) kohlenhydratreichen Ernährung

- Wunden von Patienten heilen sehr schlecht aufgrund eines zu niedrigen Vitamin C Spiegels im Blut. Extrem ist das bei Rauchern, die mit jeder Zigarette dem Körper Vitamin C rauben (vgl. [1F]).
- Knochenbrüche heilen viel zu langsam, weil der Vitamin D-Spiegel (spätestens in Deutschland im Januar bis März) im Keller ist.
- Es entwickelt sich eine Histaminintoleranz, weil der Kupferspiegel im Keller ist. Nach drei Monate Einnahme von Kupfer (2mg) war das Problem gelöst (vgl. [S0]).
- Der Homocysteinwert fällt durch die Einnahme eines guten B-Komplexes innerhalb von wenigen Wochen. Bei mir ist er nach einem Jahr um 40 % auf unter 6,5 mmol/l gefallen.

Diese Werte lassen sich durch einen Bluttest sehr einfach messen und somit kontrollieren.

8. Der Alltag beim Essen

Die DGE empfiehlt fünf Portionen Obst oder Gemüse am Tag. In Amerika empfiehlt die Ernährungsbehörde sogar neun Portionen am Tag.

Ist das realistisch? Schaffen Sie das?

Ein Vegetarier mag das schaffen. Ein sich "normal" ernährender Mensch erreicht das nicht im Ansatz. Wenn man im Berufsleben regelmäßig zwei Portionen hinbekommt, ist das schon ein gutes Ergebnis. Fünf Portionen ist für die meisten Menschen vollkommen realitätsfern.

Im Nicht-Bio-Anbau werden sehr häufig Pestizide eingesetzt (nachgewiesen jedes Jahr z. B. von Ökotest). Die damit verbundenen Folgen der Kompensation durch das menschliche Entgiftungssystem bzw. den damit verbundenen oxidativen Stress möchte ich nicht unerwähnt lassen (vgl. [4D], Kapitel Oxidativer Stress).

Aufgrund der starken Belastung herkömmlicher Lebensmittel möchte ich ein paar Sätze zum Thema „Bio" schreiben. Ich beschäftige mich schon sehr lange mit dem Thema „Bio".

Zunächst gehe ich einher mit Ulrich Strunz, dass es eigentlich ein Unding

Kapitel 7: Die Gefahren der (normalen) kohlenhydratreichen Ernährung

ist, dass man „normal" gezüchtetes Obst und Gemüse, also ohne den Einsatz von Genetik, Kunstdüngern und Giften, sonderlich kennzeichnen muss mit „Bio". Das ist eine pervertierte und zugleich verdrehte Welt, in der wir inzwischen leben. Künstlich gezogenes Gemüse und Früchte wird als „normal" betrachtet, wo es doch alles andere als normal ist.

Eine generelle Warnung vor den eingesetzten Chemikalien zur günstigen Massenherstellung für konventionelles Obst und Gemüse wäre der richtige Weg, also die ausdrückliche Kennzeichnung von belastetem Obst und Gemüse mit einem Label „Mit Chemikalien belastet".

Biologisch angebautes Obst und Gemüse müsste ohne Deklaration angeboten werden. **Das wäre normal.**

Kapitel 7: Die Gefahren der (normalen) kohlenhydratreichen Ernährung

Fazit

Es gibt zu verschiedenen Lebensmitteln sehr viele Studien, die ich hier nicht alle erwähnen möchte. Zusammenfassend lässt sich feststellen:

Das im Jahr 2019 angebaute Obst, Gemüse und Getreide aus konventionellem Anbau ist **verarmt** an Mineralien und zugleich **hoch belastet** mit verschiedenen Giften.

Fertigessen leidet zusätzlich durch den Herstellungsprozess und wird belastet durch Haltbarkeitsmittel.

Die Wechselwirkungen der verschiedenen zugelassenen Chemikalien wurden nie erforscht. Die Europäische Behörde für Lebensmittelrecht (EFSA) untersucht jede Chemikalie einzeln. Chemikalien werden aber selten einzeln verwendet.

Ein Grund für diese Verarmung an Mineralien im Gemüse ist Glyphosat. Glyphosat ist ein Chelator, d. h. ein Molekül, welches Mineralien bindet, wie z. B. Mangan. Das ist der Sinn und Zweck dieses Stoffes, so unterbindet er das Wachstum von Unkraut. Auf diese Weise verarmen nur leider auch die Böden.

Warum „Bio" besser, nein unabdingbar ist, erkläre ich in meinem Buch „Von Zucker, Blut und Brötchen". Das Meiden von Giften ist die Grundlage einer Genesung und für eine lang anhaltende Gesundheit (vgl. [30]).

Kapitel 7: Die Gefahren der (normalen) kohlenhydratreichen Ernährung

Karnivor vs. Herbivor

Ich möchte abschließend einige Anregungen zum Thema Karnivore bzw. Herbivore geben. Hier einige Fakten:

Pro Karnivor, also Fleischfresser:

- Wir haben nur ein Drittel der Länge des Dickdarms im Vergleich zum Schimpansen.
- Wir haben eine Kapazität zur Fermentation im Dickdarm von 17 %. Im Vergleich dazu haben Schafe 80 % und Kühe 75 % Kapazität. Hunde haben 14 % und Katzen 16 % (vgl. [36], Seite 59).
- Kühe als Pflanzenfresser nehmen nur 5% der gegessenen Stärke als Blutzucker (Glukose) auf, da im Magen 95% u. a. in kurzkettige Fettsäuren umgewandelt wird. Wir Menschen hingegen nehmen nahezu 100% der Stärke von Getreide oder Kartoffeln in die Blutbahn auf. Unser Magen ist nicht in der Lage, aus Stärke kurzkettige Fettsäuren herzustellen. Der Magen von Kühen schon (vgl. [50], Seite 41).
- Wir können den Bedarf an Taurin nur von außen decken. Taurin ist in Fleisch, nicht aber in Gemüse vorhanden.
- Wir können Vitamin B12 (Cobalamin) nicht selbst herstellen und sind auf eine Zufuhr von außen angewiesen.
- Wir haben im Vergleich zu Herbivoren einen ausgeprägten Dünndarm zur Aufnahme von Aminosäuren.
- Wir können Eisen aus Fleisch wesentlich besser aufnehmen als aus Gemüse.
- Cholin kommt in pflanzlichen Nahrungsmitteln so gut wie nicht vor. Der Mensch kann den Gesamtbedarf an Cholin nicht selbst herstellen.
- L-Carnitin ist in pflanzlichen Nahrungsmitteln so gut wie nicht enthalten (vgl. [44], Seite 130).

Kapitel 7: Die Gefahren der (normalen) kohlenhydratreichen Ernährung

- Q10 kommt in pflanzlichen Nahrungsmitteln nicht vor (vgl. [44], Seite 130).
- Die Omega-3-Fettsäuren DHA und EPA bekommt man nur aus tierischer Quelle. ALA aus Leinsamen kann nur in sehr geringen Mengen umgebaut werden (vgl. [46]).
- Glutathion: Eine gute Versorgung mit Eiweißen ist essentiell für einen guten Glutathionstatus (vgl. [41], Seite 186). Das ist mit einer vegetarischen oder gar veganen Ernährungsweise schwierig.
- Lysin ist wichtig für die Knochendichte (vgl. [4C], Seite 152) und kommt primär in Fleisch und Fisch vor.

Pro Herbivor (vgl. [39], Seite 98), also Pflanzenfresser:

- Unser Kiefer entspricht nicht dem eines Karnivor. Wir haben keine Reißzähne. Wir haben mehr Zähne zum Zermahlen.
- Der Speichel eines Fleischfressers enthält kein Ptyalin. Unser menschliche Speichel enthält Ptyalin zum Verdauen von Stärke und wird nur sauer, wenn man Fleisch isst.
- Dem Menschen fehlt das Enzym Uricase, wodurch angeblich der Harnsäurewert beim Menschen stark ansteigen soll, wenn er Fleisch isst. Das kann ich anhand eigener Messwerte nicht nachvollziehen.
- Der Kiefer eines Fleischfressers bewegt sich nur auf und ab, während unsere Kiefer sich auch seitwärts bewegen kann.

Ich möchte keine Belehrung an dieser Stelle abgeben. Es sei auch angemerkt, dass Phinney in seinem Buch „Die aktuelle Atkinsdiät" (vgl. [38]) extra einen Abschnitt für Vegetarier und Veganer beinhaltet, der eine atkinsbasierte Diät zum Erreichen der Ketose vorstellt.

Bitte bedenken Sie: Es ist nicht nur der Vitamin B12-Spiegel, den man als Vegetarier im Auge behalten muss. Es ist auch Eisen, Taurin, Cholin, L-Carnitin, Q10 und einige weitere Aminosäuren, die hauptsächlich in tierischen Nahrungsquellen vorkommen. Zudem führt tierisches Fett wie kein anderes Mittel zu guten Werten für HDL.

Kapitel 7: Die Gefahren der (normalen) kohlenhydratreichen Ernährung

Ich persönlich schließe aus den Argumenten: Wir können und sollten beides essen, Fleisch und Gemüse. Da wir uns anscheinend vom Herbivor zum Karnivor umentwickelt haben, sind wir ein Allesfresser, also ein Omnivor geworden.

„Ich dachte immer, eine gute Gesundheit erhält man zu 80 % durch Sport und zu 20% durch eine gesunde Ernährung. Nach allem was ich gelernt habe, weiß ich, es ist genau umgedreht."

– Donal O'Neill

Kapitel 8: Umstellungsphase

In diesem Kapitel beschreibe ich, was man beachten muss, wenn man sein Leben nach den Vorschlägen in diesem Buch umstellen möchte. Weg von übermäßigem Kohlenhydratkonsum, hin zu einer genetisch korrekten Ernährung. Möglicherweise tauchen folgende Fragen auf:

Was soll ich zum Frühstück essen?

Die größte Schwierigkeit beim Umstellen des Essens scheint das Frühstück zu sein. Auch ich habe liebend gern Brot, Brötchen oder Kuchen gefrühstückt. Eine starke Glutenunverträglichkeit und die Erkenntnis über den Bedarf an Eiweiß motivierte mich, dies für den Rest des Lebens zu ändern.

Was frühstücke ich?

- 3 Eier mit Bacon und selbst gekochten weißen Bohnen mit Olivenöl, Tomatenmark und Möhrennudeln.
- Eine Gemüsepfanne mit Speck und 3 weich gekochte Eiern.
- 3 Eier mit Bacon und Obst.
- 3 Eier mit Bacon und ein Stück Mandelkuchen.
- Omelette mit Gemüse.
- Frikadelle (aus Rindfleisch) mit Pilzen.
- Frikadelle (aus Rindfleisch) mit einer großen Portion gebratenen Zwiebeln und Sprossen.
- Frikadelle (aus Rindfleisch) mit roten Bohnen.
- Paleo-Pfannkuchen (vgl. [4D]).
- Pochierte Eier auf Spinat.

Ein Hinweis zu rotem Fleisch und Bacon. In groß angelegten Studien wie der PURE-Studie zeigt sich, dass der Verzehr von rotem Fleisch nicht mit

Kapitel 8: Umstellungsphase

einer höheren Sterblichkeit einhergeht. Es sollte jedoch unverarbeitetes rotes Fleisch sein. Einzig Schinken als verarbeitetes rotes Fleisch scheint sich nicht negativ auf die Gesundheit auszuwirken. Im Gegenteil, bei Ratten führt er sogar zu einer geringeren Rate an Darmkrebs (vgl. [SAB]).

Vitamine

Was man unabdingbar zur Umstellung auf genetisch korrekt benötigt, ist ein guter Vitamin-B-Komplex.

Beispiel: PureEncapsulations mit dem Namen *B-Komplex Plus*. Wenn Sie bislang nichts in dieser Richtung genommen haben, ist Ihr Körper recht sicher leer bei fast allen B-Vitaminen. Woher ich das weiß? Es war bei mir genauso, obwohl ich mich fast ausschließlich von biologischen Produkten ernährte, selbst kochte, kein Fertigessen zu mir nahm, viel Sport machte und dachte, ich würde mich super gesund ernähren. Dennoch fehlte es an allen Ecken und Kanten. B1, B3, B9, B12, Mg, Cu, P, D,...

Was dabei auch mit hineinspielen kann, ist der Leaky Gut. Durch den Leaky Gut ist die Aufnahme von Vitalstoffen reduziert. Es ist ein ziemlich weit verbreitetes Problem von vielen Menschen, die davon gar nix wissen. Ein guter Hinweis auf Leaky Gut kann Heuschnupfen sein (vgl. [4D]).

Daher muss bei der Umstellung dringend auf einen guten B-Komplex geachtet werden, damit der Stoffwechsel sich darauf einstellen und vor allem wieder anspringen kann. Man muss einige Mineralien und Spurenelemente einnehmen, da diese essentiell für den Stoffwechsel sind. Nach Aussagen vieler orthomolekular arbeitenden Ärzte liegt häufig ein Mangel vor. Vor der Einnahme von Mineralien und Spurenelementen ist jedoch angeraten, zunächst eine umfangreiche Laboruntersuchung mit Messung der Mineralien und Spurenelemente im Vollblut durchzuführen.

Viele Ärzte führen keine Untersuchung im Vollblut durch. Sie können sich vom Labor IMD in Berlin jedoch ein Abnahmeröhrchen bestellen und selbst einschicken.

Eiweiß und Aminosäuren

Es ist notwendig, dass man jeden Tag eine hinreichende Portion **Eiweiß** zu

Kapitel 8: Umstellungsphase

sich nimmt. Die darin enthaltenen Aminosäuren sind essentiell. Es sollten 0,8 bis 1 g je kg Körpergewicht sein. Ob per Steak (ein 200g Steak hat ca. 40 g Eiweiß, also ca. 20 %), Eiweiß-Shakes, in Form von Tabletten, durch große Omeletts (ein großes Ei hat ca. 7-8 g Eiweiß) oder z. B. Bohnen, Linsen und Erbsen (Vorsicht, die haben ordentlich Carbs/Kohlenhydrate), das sei jedem selbst überlassen. Ich tendiere dazu, Aminosäuren in natürlicher Form aufzunehmen, also durch Eier, Mandeln und Fleisch. Bei 70 kg Körpergewicht benötige ich ca. 60-70 g Eiweiß jeden Tag, um alle Hormone, Proteine, Enzyme und diverse Aminosäuren oder aminsäureähnlichen Substanzen gut selbst bilden zu können.

Beispiel:

- (30 g) 3 Eier und 50g Bacon zum Frühstück
- (20 g) 100 g Fleisch zum Mittag
- (10 g) Linsengericht am Abend

Eine große Portion Eiweiß **zum Frühstück** hilft, am Morgen viele Botenstoffe aufzubauen. Es ist insbesondere wichtig, wenn man ein schnelles MAOA-Enzym besitzt (vgl. [42]), da der Mensch Botenstoffe schneller abbaut.

Fehlen die „Basis-Legosteine", d. h. die Aminosäuren, kann der Körper keine komplexen Eiweiße oder Moleküle wie das HGH (Human Growth Hormon, vgl. [C] Seite 78) bauen. HGH benötigt L-Arginin und L-Glutamin (vgl. [4C], Seite 195).

Aber auch einfachere Proteine, wie z. B. Transferrin oder Thrombozyten sind dann niedrig. Die gesamte Immunabwehr besteht aus Eiweiß. Die Werte sind im Labor prüfbar.

Die essentiellen Bausteine - so die meisten Vitamine und vor allem die Mineralien wie auch acht Aminosäuren - kann der Körper nicht selbst bilden. Er ist auf die tägliche Zufuhr angewiesen. Fehlt z. B. Tryptophan, kann man kein Serotonin herstellen. Dazu kommt, dass es im Körper ein Prioritätensystem gibt. Der Körper vermindert bereits die Produktion von nicht so wichtigen Substanzen, wenn der Spiegel einer Ausgangssubstanz sinkt (vgl. [S17], [S29]).

Kapitel 8: Umstellungsphase

Fettverdauung

Da man mit der genetisch korrekten Ernährung den Anteil an Fett stark erhöht, sollte man darauf achten, dass der Verdauungstrakt das schafft. Wenn dem nicht so ist, kann man für eine gewisse Zeit Verdauungsenzyme einnehmen, z. B. um die Fettverbrennung mittels Lipase zu unterstützen (vgl. [40], Seite 114). Zur Unterstützung der Galle (die Gallenflüssigkeit ist wichtig beim Verdauen von Fett) folgen im Unterkapitel „Was man falsch machen kann" (Seite 109) noch genaue Tipps.

Das Minimumgesetz als Analogie

Es gibt eine gute Analogie bezüglich der essentiellen Substanzen, die häufig benutzt wird: Das Minimumgesetz von Carl Sprenger.

Die Regel besagt, dass das Wachstum von Pflanzen durch die im Verhältnis knappste Ressource (Nährstoffe, Wasser, Licht etc.) eingeschränkt wird. Veranschaulicht wird diese Regel, die auch für die Herstellung vieler Moleküle im menschlichen Körper gilt, durch ein Fass. Eigentlich passt hier mehr hinein, wenn da nicht eine Daube zu kurz wäre:

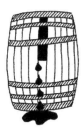

Dieses Gesetz aus der Landwirtschaft soll verbildlichen, was Ames mit seiner „Triage Theorie" für viele Vitalstoffe bewiesen hat. Ein Mangel eines essentiellen Stoffes im Körper führt zur Priorisierung auf Kosten der Langfristigkeit (vgl. [S17],[S29]). Das bedeutet, ein langfristiger Schaden (Krebs, Autoimmunerkrankung, Arterienverkalkung, Herzinfarkt, ...) ist dem Körper im Hier und Jetzt egal, wenn er z. B. dringend das Vitamin K1, Vitamin C oder Energie braucht.

Kapitel 8: Umstellungsphase

Beispiel: Bei hohem Energiebedarf ohne Nahrungsaufnahme baut der nicht ketolysefähige Mensch sofort Muskeleiweiße (Alanin) ab, um diese in Glukose zu verwandeln (vgl. [3], Seite 105f). Das passiert nicht, nachdem man die Ketolysefähigkeit wiederhergestellt hat und somit einen flexiblen Stoffwechsel besitzt!

Verstopfung vermeiden

Es gibt immer mal wieder Berichte darüber, dass die Umstellung auf eine Ernährung mit wenig Kohlenhydraten mit einer Verstopfung einhergeht. Durch das Weglassen von Getreide würde man all die guten Ballaststoffe nicht mehr aufnehmen. So die Theorie.

Erstaunlicherweise helfen Ballaststoffe bei dem Thema Verstopfung nicht weiter (vgl. [SAD]). In dieser Studie wird gezeigt, dass die Teilnehmer keine Symptome der Verstopfung mehr zeigen, wenn vollständig auf eine Diät **ohne** Ballaststoffe umgestellt wird.

Richtig ist, dass Ballaststoffe das Gegengift zu Fruktose sind (vgl. [4A], [14]). Wenn man sein Essen auf eine genetisch korrekte Ernährung umstellt, fallen diese künstlichen Produkte ohnehin weg. Richtig ist auch, dass wir Ballaststoffe für unser Mikrobiom benötigen.

Wenn Sie aktuell an Verstopfung leiden, so verzichten Sie eine Zeit lang auf eine hohe Menge an Ballaststoffen. Man spricht übrigens von Verstopfung, wenn man nur alle 2-3 Tage einen Stuhlgang hat. Danach sollten Sie die Menge an Ballaststoffen langsam wieder steigern, sofern Ihr Essen bislang nicht reicht an Ballaststoffen war.

Worauf Sie bei Verstopfung achten sollten:

- Probieren Sie, am Abend vor dem zu Bett gehen 200-300 mg Magnesium (als Citrat oder Malat oder Glycinat) zu nehmen.
- Trinken Sie mindestens zwei Liter sauberes Wasser oder Tee am Tag.
- Reduzieren Sie Ballaststoffe, wenn Sie unter Verstopfung leiden.

Kapitel 8: Umstellungsphase

Verlangen nach Süßem oder Alkohol reduzieren

Beim Abstellen von Heißhunger auf Zucker oder anderen Verlangen, wie z. B. Alkohol, spielen Aminosäuren eine sehr wichtige Rolle. Dies können Sie ausführlich im Buch „The Diet Cure" von Julia Ross nachlesen (siehe [40], S. 209). Das Buch gibt es inzwischen auch auf Deutsch und heißt „Was die Seele essen will".

Sie haben ein solches Verlangen oder starke Gefühlsschwankungen, die von den Mahlzeiten abhängen? Julia Ross empfiehlt folgende Aminosäuren. Nehmen Sie zu jeder Mahlzeit, also dreimal täglich:

- L-Glutamin 500 mg
- 5- HTP 50 mg oder L-Tryptophan 500 mg
- GABA 500 mg
- DL-Phenylalanin 500 mg

Dazu einmal am Tag am Morgen 500 mg L-Tyrosin. L-Tyrosin nimmt man nur am Morgen und zu Mittag, da es sehr wach machend wirken kann.

Eigene Erfahrung:

Ich selbst hatte keine solchen Gelüste, obwohl ich sehr viele Kohlehydrate bis vor zwei Jahren gegessen und ein schnelles MAOA-Enzym habe (bei Menschen mit schnellem MAOA sind solche Gelüste häufig bis hin zur Zuckersucht verstärkt). Von daher kann ich nicht aus eigener Erfahrung berichten.

Julia Ross berichtet aus Ihrer Klinik von unglaublichen Erfolgen, nur durch die Einnahme dieser Aminosäuren.

Kapitel 8: Umstellungsphase

Was man alles falsch machen kann

Aus eigener Erfahrung ein paar Anhaltspunkte, was man im Rahmen einer Ernährungsumstellung alles falsch machen kann.

- Die Galle ist häufig überfordert, wenn man direkt auf eine Ernährung mit sehr viel gesundem Fett umstellt. Daher sollte man zunächst die Galle mit Taurin (700 mg abends 30 min vor dem Essen) und Vitamin C (3-5x 100 mg aus natürlicher Quelle, also Amla oder Acerola) unterstützen. Ggf. haben sich Gallengries oder gar Gallensteine gebildet, die sich zunächst auflösen müssen (vgl. [1], [4C], Seite 49). So verhindert man, dass man beim Umstieg auf die genetisch korrekte Ernährung Probleme mit der Galle bekommt. Taurin hat darüber hinaus sehr gute entgiftende Eigenschaften. Diese aminosäureähnliche Substanz werde ich bis ans Lebensende nehmen.

- Zusätzlich muss man die Galle beim Umstieg auf eine Ernährung mit viel gesundem Fett gut mit Cholin versorgen. Denn für den Transport von Fett benötigt der Körper Cholin, d. h. der Bedarf an Cholin steigt. Es macht Sinn, hier am Anfang ein gutes Lecithinprodukt als Ergänzung zu nehmen. Was man zusätzlich wissen muss: durch Ausdauersport geht der Bedarf an Cholin ebenfalls hoch (vgl. [SDF]). Einen Cholinmangel kann man an dem Blutwert „CK" erkennen (vgl. [SDE]).

- Taurin nicht zusammen mit Mineralien einnehmen, sondern 30 min vor dem Essen. Sonst verbindet es sich direkt im Verdauungstrakt mit guten Mineralien wie Kupfer oder Magnesium.

- Man missachtet Abhängigkeiten bei der Einnahme von Mineralien bzw. nimmt diese zu einseitig ein. Man nimmt z. B. zu einseitig Kupfer oder Zink ein und nicht im korrekten Verhältnis 1 zu 10 (Kupfer zu Zink).

- Man nimmt zu viel Molybdän ein. Zum Abbau bzw. Ausscheiden von überschüssigem Molybdän verbraucht der Mensch Kupfer.

Kapitel 8: Umstellungsphase

- Man vermutet nicht, dass man einen Vitamin-Mangel hat. Trotz Bio. Die Erkrankung Leaky Gut und eine Schwermetallbelastung sorgen jedoch für einen Mangel, da die Verdauung und somit die Aufnahme von Nährstoffen bei dieser Erkrankung nicht mehr optimal verläuft. Die Schwermetallbelastung blockiert zudem Enzyme, sodass die Verdauung zusätzlich nicht gut funktionieren kann (Stichwort Fisch, Impfen, Reis und Amalgam, vgl. [4D]).
- Bei wasserlöslichen Vitaminen kann man nicht viel falsch machen. Die meisten Vitamine sind wasserlöslich oder werden, wie im Fall von Vitamin E, über den Urin ausgeschieden, wenn zu viel davon im Körper vorliegt (vgl. [B]). Der Körper scheidet auch zu viel an Vitamin C oder der B-Vitamine über den Urin aus. Gut zu erkennen bei Vitamin B2, wo sich der Urin gelb färbt, was vollkommen normal und harmlos ist.
- Man kann zu viel an Vitamin A und Vitamin D nehmen. Dieses Problem entschärfen Sie, indem Sie die Vorstufen der Vitamine nehmen, also Calciferol für Vitamin D und Beta-Carotin für Vitamin A. Der Körper stoppt die Produktion von Vitamin A in der Leber, wenn genug vorliegt. Und bei Vitamin D gibt es bezüglich Calciferol keine Nebenwirkungen, wenn man es korrekt dosiert (vgl. [10], Seite 91). Selbst das Doppelte der erlaubten Höchstdosis, über Monate genommen, hat noch keine Auswirkungen auf den Calciumhaushalt (vgl. [10], Seite 93). Die Gefahr bei der erhöhten Bildung von Vitamin D ist, dass zu viel Calcium ins Blut aufgenommen wird und die Nieren belastet.
- Nimmt man (die Vorstufe von) Vitamin D3 ohne Vitamin K2 besteht die Gefahr, seine Gefäße zu verkalken. Ohne Vitamin K2 kann der Mensch Calcium nicht in die Knochen einbauen. Über die Nahrung nehmen Sie zwar genug Vitamin K1, aber nicht genug Vitamin K2 auf.
- Die beiden Vitamine A und D verbrauchen sich gegenseitig! So kann Vitamin A plötzlich in den Mangel geraten, weil man seinen Vitamin D3 Spiegel hochtreibt.

Kapitel 8: Umstellungsphase

- Im sicheren Gefühl, nun endlich genetisch korrekt zu essen, nimmt man zu viel Fett zu sich. Wurst sollte weiterhin nur in sehr geringem Maße gegessen werden, da es ein verarbeitetes Produkt ist. Trotz nun gut laufender Fettverbrennung gilt leider trotzdem noch der Zusammenhang: Man darf nur so viel Energie in Form von Fett, Eiweiß und Kohlenhydraten zu sich nehmen, wie man verbraucht. 200 g Mandeln haben nun mal ca. 1000 kcal. So muss man verstehen, das der Energieerhaltungssatz auch bei genetisch korrekter Kost gilt. Es fällt jedoch nun nicht mehr schwer, solche Speisen besser zu dosieren, da das ständige Hungergefühl weg ist.

- Bei dem eigentlich sehr gesundem milchsauer vergorenen Rote-Beete-Saft achtet man nicht darauf, dass er satte 9 g Zucker auf 100 ml enthält und trinkt innerhalb einer Stunde 500 ml. Das sind 45 g Zucker. Dazu isst man noch einen Apfel und hat sein Transportsystem im Dünndarm für Fruktose überlastet, da hier „auf einen Schlag" ca. 50 g Zucker = 25 g Fruktose angekommen sind. Mit einer Mahlzeit kann der menschliche Körper jedoch nur ca. 10-15 g im Dünndarm aufnehmen. Der Rest führt zu einer „Gärungsparty" im Dickdarm.

- Sie nehmen zu viel Vitamin C ein und wundern sich, warum der Kupferwert immer schlechter wird. Ich habe monatelang 3 g Vitamin C in drei verschiedenen Formen zu mir genommen und mein Kupferwert wurde immer schlechter. Als ich das bemerkte, bin ich auf 500 mg am Tag umgestiegen. Der gesunde Mensch braucht keine großen Mengen an Vitamin C, da er Vitamin C wiederherstellen (recyceln) kann. Das wusste z. B. Linus Pauling noch nicht.

- Vor allem Frauen mit einer starken Regelblutung sollten auf Eisen (Ferritin) achten (siehe vorheriges Kapitel).

Kapitel 8: Umstellungsphase

Fundament der Gesundheit

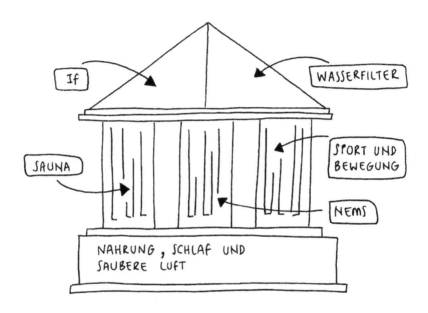

Ich möchte, bevor es nun in die Tiefen des menschlichen Stoffwechsels geht, wesentliche Punkte mit den Worten von Ben Lynch zusammenfassen:

Zum Gesunden benötigen Sie, wie beim Hausbau, ein Fundament. Je besser das Fundament ist, desto stabiler ist das Haus.

Kapitel 8: Umstellungsphase

Ihr persönliches Fundament besteht aus drei Grundbausteinen:
- gute Ernährung,
- frische saubere Luft und
- guter Schlaf.

Es macht überhaupt keinen Sinn, eine Wand vom Haus streichen zu wollen, wenn das Fundament noch nicht gegossen ist und die Wände nicht verputzt sind, oder?

So macht es auch keinen Sinn, z. B. nur einen B-Komplex einzunehmen und das Fundament, auf dem Ihre Gesundheit aufsetzt, zu ignorieren. Im Jahr 2019 kann man leider soviel Schadstoffe über das Essen, Trinken und die Atmung zu sich nehmen, dass es unmöglich ist, Heilung herbeizuführen. Daher rät Joachim Mutter dazu (vgl. [4F]), ausschließlich lokal und biodynamisch einzukaufen. Produkte außerhalb der EU sind z. T. hoch belastet mit Schadstoffen (auch wenn Superfood draufsteht) und können nicht zur Gesundung beitragen. Leider ist das im Jahr 2019 bittere Wahrheit.

Erst wenn das Fundament passt, kann das Haus weiter gebaut werden.

So, jetzt aber zu den Feinheiten und zum spannenden Thema der Mitochondrien. Keine Angst, es wird nicht zu biochemisch.

„Der größte Feind der Gesundheit ist die kohlenhydratreiche Ernährung."

– *Bodo Kuklinski*

Kapitel 9: Einführung in die Biochemie des menschlichen Stoffwechsels

Zum Grundverständnis der in diesem Buch vermittelten Inhalte gehört der menschliche Stoffwechsel und somit die Mitochondrien, unsere Kraftwerke in den Zellen. Es ist eminent wichtig, diesen Teil der menschlichen Zelle in ihrem Grundprinzip zu verstehen. Doch wenn ein gestandener Fachmann, der österreichische Mitochondrien-Forscher G. Schatz, der 40 Jahre seines Lebens an Mitochondrien (Abkürzung: Mt) geforscht hat, sagt,

„dass die Mitochondrien seine Vorstellungskraft überfordern (vgl. [1], Seite 32)", dann sollte dies ein wenig Demut vor dem Thema beweisen.

In diesem Buch wird daher nur ein bescheidener Einblick auf die Wunderwelt der Mitochondrien gegeben, um wichtige Zusammenhänge zu verstehen, wenn man seine Ernährung von jetzt an bis zum Lebensende verändert.

Dazu noch eine kleine Anmerkung. Ich habe mich zum Verständnis der Mitochondrien im Wesentlichen in vier Bücher eingearbeitet:

- Mitochondrien [1]
- Chronisch Gesund [19]
- Biochemie des Menschen [3]
- Mitochondria and the future of medicine [44]

Kapitel 9: Einführung in die Biochemie des menschlichen Stoffwechsels

Warum sind die Mitochondrien so wichtig?

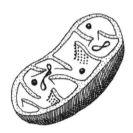

Die Mitochondrien (Mt) sind die „Kraftwerke" in unseren Zellen. Fast alle Zellen im menschlichen Körper besitzen Mitochondrien. Nicht nur eins, wie ich auf Basis meines Schulwissens von vor 27 Jahren (Biologie-Grundkurs) meinte, sondern bis zu 10.000 Stück davon. In einer einzigen Zelle! Die weibliche Eizelle hat sogar 100.000 Mitochondrien!

Die konkrete Anzahl der Mitochondrien in den Zellen hängt von der Funktion und bei Muskelzellen vom individuellen Trainingsstand jedes Einzelnen ab. Durch Ausdauertraining erhöht sich die Anzahl der Mitochondrien in den Zellen, sodass man kräftiger und ausdauernder wird.

„Abgefahren" ist, dass Mitochondrien fusionieren können, sodass ein defektes Mitochondrium durch die Fusion geheilt wird. Zellen können zudem Mitochondrien in andere Zellen übergeben, um die Zelle zu retten. Das finde ich extrem spannend und fast unglaublich.

Insgesamt kommen wir, wenn wir alle Zellen zusammenzählen, auf unglaubliche **50-100 Billionen Mitochondrien im Körper.**

Also 100 mal 1000 Milliarden. Aufgrund dieser wahnsinnig hohen Zahl von Mitochondrien kommt auch die irrsinnig hohe Anzahl von mehreren Milliarden chemischen Reaktionen pro Sekunde zustande, die im menschlichen Körper stattfinden. **Jede Sekunde.**

Kapitel 9: Einführung in die Biochemie des menschlichen Stoffwechsels

Fast alle Zellen haben Mitochondrien als Organellen (Bestandteil der Zelle). Reife rote Blutkörper bilden die Ausnahme. Sie besitzen keine eigenen Mitochondrien. Ein anderes Extrembeispiel ist das Herz. Hier machen die Mitochondrien sage und schreibe **35 Prozent** des Gesamtgewichts aus (vgl. [1]).

Neben der Energiegewinnung haben die Mitochondrien zusätzliche Aufgaben, wie z. B. die Bildung verschiedener Eiweiße. Eine ausführliche Darstellung aller Abläufe finden sich u. a. in [1], Kapitel 1.

Hier im Buch gehe ich auf die wesentlichen Aspekte zum Verständnis für eine genetisch korrekte Kost (mit ca. 50 bis 150 g Kohlenhydraten) und Mineralienmangel ein. Zur Übersicht die Stoffwechselvorgänge in den Mitochondrien:

- Abbau von Pyruvat: Das ist das Zwischenprodukt bei der Verwertung der Glukose durch die Glykolyse.
- Citratzyklus: Abbau/Umbau vieler Zwischenprodukte bei der Energiegewinnung, aber auch ein Teil des Alkoholabbaus.
- Beta-Oxidation der Fettsäuren (Hauptenergiegewinnung: Unsere Muskeln bzw. alle Zellen mit Mitochondrien verbrennen am liebsten Fett mittels Sauerstoff! So können Sie am meisten Energie gewinnen (vgl. [3], Seite 93)).
- Ketonkörper-Bildung: Die Mitochondrien der Leber bilden Ketonkörper, die von den Zellen im z. B. Gehirn oder den Nieren verwertet werden können.
- Beginn der Glukoneogenese: Die Mitochondrien können aus z. B. Glycerin oder glykogenen Aminosäuren (z. B. Alanin) Glukose bilden.
- Aus Alanin können die Mitochondrien der Leber ca. 4 g Glukose pro Stunde herstellen. Das sind am Tag ca. 100 g. Das Gehirn und die roten Blutkörperchen brauchen im Normalzustand, also nicht in Ketose, zusammen ca. 160 g (120 g Gehirn, 40 g rote Blutkörperchen). Der Körper hat zur Bildung von Glykoproteinen einen zusätzlichen Bedarf.

Kapitel 9: Einführung in die Biochemie des menschlichen Stoffwechsels

- Bildung von Proteinen (Eiweißen).

Ich gehe hier zum Beispiel nicht auf den äußert komplexen Citratzyklus ein, in dem Abbauprodukte von Fettsäuren, Kohlenhydraten und Alkohol verstoffwechselt werden. Wer das ganz genau lesen und verstehen möchte, dem empfehle ich Kuklinski [1], Seite 27f oder F. Horn [3], Kapitel 10.2.

Für den reibungslosen Ablauf des Stoffwechsels der Mitochondrien inklusive Citratzyklus braucht man folgende essentielle Mineralien und Vitamine:

- Vitamin B1
- Vitamin B2
- Vitamin B3
- Vitamin B5
- **Magnesium**
- Mangan
- **Kalium**
- Biotin
- **Eisen**
- Vitamin B12
- Vitamin A
- Antioxidantien zum „Entschärfen" von Sauerstoffradikalen wie **Selen**, sekundäre Pflanzenstoffe aus Obst und Gemüse, Vitamin C, Vitamin E und OPC.
- Kupfer für die SOD (Superoxid-Dismutase)
- **Sauerstoff**

Fehlt auch nur einer dieser essentiellen Stoffe, so kann der Teil der Reaktion nicht mehr ablaufen. Das Ganze ist eben nur so stark wie das schwächste Glied in der Kette. Da die aufgeführten Stoffe (bis auf Vitamin B3)

Kapitel 9: Einführung in die Biochemie des menschlichen Stoffwechsels

essentiell sind, also vom Körper nicht herstellbar, kann der Körper auch nicht kompensieren. Er kann nur eine andere Art der Energiegewinnung wählen: das Notfallprogramm.

In Anbetracht der Tatsache, dass wir Menschen viele dieser essentiellen Nährstoffe in zu geringen Mengen zu uns nehmen (siehe Studie des amerikanischen Landwirtschaftsministeriums im einführenden Kapitel, vgl. Horn [3] zu Vitamin B1, vgl. Kuklinski [1], Seite 165f), selbst wenn man nur die umstritten niedrigen Level der DGE vorgibt, ahnt man, dass es bei einem großen Teil der Bevölkerung zu Problemen kommt.

Dazu kommt, Hand in Hand, das eigentlich noch größere Problem: die Überfrachtung der Mitochondrien mit zu vielen Kohlenhydraten. Die Zelle schleust - getriggert durch das Insulin- vorrangig Kohlenhydrate in die Zellen, wenn im Blut ein zu hoher Glukosewert vorliegt. Die Beta-Oxidation der Fettsäuren wird durch einen hohen Glukosewert bzw. den sich anschließenden hohen Insulinwert im Blut gestoppt (vgl. [3], Seite 133). Das ist der Grund, warum man bei ständiger Aufnahme von Kohlenhydraten, wie es in Deutschland normal ist, kein Fett verlieren/abtrainieren kann. Ich hatte es oben auch schon erwähnt:

Kohlenhydrate sind der Schalter für das Ende der Fettverbrennung.

Wichtig ist jedoch auch, dass der Körper beides kann. Das bedeutet, eine metabolische Flexibilität besitzt (vgl. [48], Seite 84). Er muss in der Lage sein, problemlos zwischen Fett und Kohlenhydraten zu wechseln. Daher sollten gesunde Kohlenhydrate am Abend gegessen werden. Gedünstetes Gemüse ist hier eine gute Idee und auch das ganze Jahr über in guter Qualität verfügbar. Abgekühlte Kartoffeln liefern zudem Ballaststoffe für den Darm und Kieselsäure zum Entgiften von Aluminium (vgl. [4A], Seite 186).

Eigene Erfahrung:

Im Rahmen der auf gut 50 bis 150 g reduzierten Aufnahme von Kohlenhydraten wurde bei mir bereits reichlich Fett ab- und umgebaut. In den letzten neun Monaten zwei Kilogramm. Ich muss aktuell eher aufpassen, nicht zu viel abzunehmen.

Als ich jedoch vor ca. 15 Jahren im Rahmen der Osterlaufvorbereitung jede

Kapitel 9: Einführung in die Biochemie des menschlichen Stoffwechsels

Woche ca. 30-40 km joggte und abnehmen wollte, ist mir das nicht gelungen. Zu der Zeit habe ich jedoch auch noch mit jeder Mahlzeit reichlich Kohlenhydrate zu mir genommen, weit mehr als die zugestandenen und genetisch korrekten 20-30 % am täglichen Energiebedarf. Da lag ich eher bei 60-70 % (wie wahrscheinlich üblich in Deutschland). Im Nachhinein kein Wunder, dass ich in der Zeit nicht abgenommen habe.

Was man auch erwähnen sollte: Die Fettverbrennung benötigt mehr Mitochondrien. Diese müssen sich zunächst bilden. Man spricht auch davon, dass der Fettstoffwechsel trainiert werden muss. Was genau ist damit gemeint?

Die (Muskel-)Zellen müssen mehr Mitochondrien besitzen, um Fett gut per Beta-Oxidation verstoffwechseln zu können. Genau das passiert im ketogenen Zustand. Durch das Glukagon und den AMPK Signalweg werden die Zellen angeregt, mehr Mitochondrien zu bilden.

Kapitel 9: Einführung in die Biochemie des menschlichen Stoffwechsels

Zusammenfassung

Zusammenfassend habe ich verstanden, dass das Enzym LDH (Lactatdehydrogenase) nicht mit PDH (Pyruvat-Dehydrogenase) verwechselt werden darf; das die Symbiose zwischen zwei Bakterien nicht auf das Mitochondrium, sondern auf Zelle und Mitochondrium gemeint ist; dass die Glykolyse nicht innerhalb, sondern außerhalb des Mitochondriums abläuft, wie auch die LDH. Dass die verschiedenen Energieträger unterschiedliche Verarbeitung erfahren und das ein Mikronährstoffmangel die Mitochondrien schwächt.

Energieträger

Man beginnt zu erahnen, dass das Mitochondrium ein komplexes Gebilde ist, wenn man die bereits aufgeführten Funktionen und Bedarfe an Nährstoffen sieht und einmal einen Blick auf den Citratzyklus wirft. Dazu kommt, dass das Mitochondrium verschiedene Energieträger verstoffwechseln kann:

- Fettsäuren
- Glukose (bzw. das dann in der Glykolyse gebildete Pyruvat)
- Ketonkörper (nicht jedoch die Mitochondrien der Leber, gern aber Hirn, Herz und Niere)
- Aminosäuren, vor allem Alanin

Kapitel 9: Einführung in die Biochemie des menschlichen Stoffwechsels

Hochleistungsmodus vs. Schonprogramm

Ein kleiner historischer Absatz. Die menschliche Zelle könnte eine „Symbiosezelle" sein, wahrscheinlich aus den beiden Bakterien Archaea (Zelle und Kern) sowie Proteobakterium, dem Mitochondrium (vgl. [19], Seite 27f). Diese Zellsymbiose hat vermutlich vor ca. 2 Milliarden Jahren stattgefunden. Erkennbar ist das u. a. an der eigenen DNA des Mitochondriums.

Ob sich das Mitochondrium so entwickelt hat, bleibt eine Vermutung. Fakt ist, dass eine menschliche Zelle:

I) im Mitochondrium aerob (mittels Sauerstoff) Pyruvat und Fettsäuren bzw.

II) außerhalb des Mitochondriums anaerob, also ohne Sauerstoff, aber innerhalb der Zelle mittels Glykolyse Glukose zu Energie umwandeln kann.

Ralf Meyer (vgl. [19], Seite 31) spricht von einem:

I) **Hochleistungsmodell** bei der aerobe Energiegewinnung auf Basis des Proteobakteriums. Es laufen Beta-Oxidation von Fettsäuren, Pyruvat-Dehydrogenase (PDH) und Citratzyklus bei allen verfügbaren Energieträgern ab.

II) **Schutzschaltung/Schonprogramm** bei der anaerobe Energiegewinnung auf Basis der Archaea ohne Mitochondrium. Hier kann die Zelle nur 5 % der Gesamtenergieleistung aus einem Teil Glukose produzieren. Es läuft keine Fettverbrennung und auch keine Pyruvat-Verarbeitung (PDH) ab, sondern Laktat-Dehydrogenase (LDH). Daran kann man die Schutzschaltung auch erkennen, nämlich anhand zu hoher Werte für LDH im Blut.

Kapitel 9: Einführung in die Biochemie des menschlichen Stoffwechsels

Modus I: Pyruvatdehydrogenase (PDH) und Beta-Oxidation

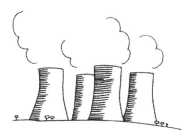

Modus I ist der normale hauptsächliche Modus der Zelle. Verbraucht werden Fettsäuren (mittels Beta-Oxidation) und Kohlenhydrate (mittels Pyruvatdehydrogenase (PDH)).

Der Abbau eines Moleküls Glukose per PDH bringt dem Körper 32 ATP an Energie und ein Molekül Fett (hier Palmitinsäure, es hängt davon ab, wie lang die Fettsäure ist, die per Beta-Ox verstoffwechselt wird) 106 ATP (vgl. [3], Seite 96, 132).

Das Enzym PDH ist dabei sehr empfindlich! Fällt z. B. der intrazelluläre Magnesiumspiegel von 2,2 mmol auf 1,6 mmol ab, so reduziert sich die Wirksamkeit des Enzyms PDH um 50 %! Ein viraler Infekt wirkt sich ebenfalls hemmend auf das Enzym PDH und auf die Energiegewinnung aus, was man in aller Regel auch merkt, wenn man krank ist.

Als Endprodukte entstehen, nach abgelaufenem Citratzyklus, Wasser und Kohlendioxid. Der Prozess ist nicht umkehrbar (vgl. [3], Seite 90). Er ist jedoch im Kreislauf zu sehen mit Pflanzen, die aus Kohlendioxid, Sonnenstrahlen und Wasser erneut Glukose und Sauerstoff bilden.

Kapitel 9: Einführung in die Biochemie des menschlichen Stoffwechsels

Modus II: Laktat-Dehydrogenase (LDH)

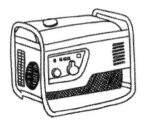

Der Modus II ist in der Zelle mit Mitochondrium „eigentlich" nur für die Aufrechterhaltung der Basisfunktion und der Zellteilung gedacht, da in diesem Modus keine Sauerstoffradikale gebildet werden, die bei der Zellteilung stören bzw. die DNA zerstören könnten. Diese Umschaltung erfolgt durch die Zelle im Rahmen der normalen Zellteilung.

Hier liegt nach Ralf Meyer [19] das Kernproblem, wenn die Zelle mit einem zu hohen Anteil oder gar komplett in diesem Modus II wechseln muss, da die Mitochondrien in diesem Modus nicht mehr arbeiten (vgl. [19], Seite 31). Nun wird die Zellteilung stark angeregt, was die Bildung von Krebs begünstigt.

Läuft nur noch der Modus II, die LDH, so kann die Zelle nur 5 % der Energie herstellen von den 100%, die es bei voll funktionierender Atmungskette, d. h. bei funktionierendem Modus I mittels Kohlenhydraten herstellen kann (vgl. [1], Seite 144). In diesem Modus gewinnt die Zelle lediglich 2 ATP aus der Glykolyse, die LDH selbst bildet kein ATP mehr. Durch die LDH produziert der Körper aus NADH NAD, welches für die Glykolyse benötigt wird. Dort wird aus Glukose und 2 NAD Pyruvat, 2 ATP und 2 NADH.

Das in diesem Modus II entstehende Laktat kann z. B. in der Leber, erneut durch das Enzym LDH, zurück zu Pyruvat umgewandelt werden. Der Kreislauf ist nur für die roten Blutkörperchen gedacht, die sich nur so mit Glukose versorgen können. Die Wandlung mittels LDH ist somit durch die Leber umkehrbar, reversibel. Dieser Kreislauf wird auch als Cory-Zyklus

Kapitel 9: Einführung in die Biochemie des menschlichen Stoffwechsels

bezeichnet (vgl. [3]).

Läuft die Zelle, im Fall von Krebs, nur noch im Modus II, so ist auch eine Übersäuerung aufgrund des Laktats messbar. Das normalerweise leicht basische Milieu innerhalb der Zelle fällt ins saure Milieu. Diesen Effekt hat Otto Warburg beobachtet und als Warburg-Effekt beschrieben. Rudolf Balzius greift diese unumstrittene Beobachtung von Warburg auf und sagt, dass häufig Schwermetalle dafür verantwortlich sind (vgl. [4D], Kapitel Schwermetalle) und dass sich die Zelle im Modus II plötzlich verhält wie ein Einzeller und nicht mehr wie ein Mehrzeller. Daher zeigt die Zelle ein „egozentrisches Verhalten" der raschen Zellteilung. Denn nach Balzius war das genau die Überlebensstrategie der Archae, der Gastgeberzelle vor ca. 2 Milliarden Jahren, also vor der Symbiose.

Glykolyse (Basis für LDH und PDH)

Die Glykolyse ist der Start der Glukoseverwertung, erfolgt innerhalb der Zelle und außerhalb der Mitochondrien. Diese Art der Energiegewinnung wird für den Modus I wie auch den Modus II benötigt. Der Abbau der Glukose erfolgt in zehn Einzelschritten. Dabei entstehen aus einem Glukosemolekül zwei Moleküle Pyruvat. Dazu werden zwei für das Übertragen von Energie geeignete Moleküle Adenosintriphosphat (ATP) gebildet. Zwei Moleküle NAD+ werden zu NADH.

Es gibt im menschlichen Körper auch Zellen, z. B. die roten Blutkörperchen, die ausschließlich von der Glykolyse „leben", da sie keine Mitochondrien besitzen. In Zellen mit reichlich Mitochondrien ist diese Art der Energiegewinnung, wie oben beschrieben, nur in „besonderen" Situationen dominierend. Dort dann im gesunden Zustand auch nur kurzzeitig.

Das im Zwischenschritt entstehende Pyruvat wird bei einem noch im Modus I arbeitenden Mitochondrium mittels PDH weiterverarbeitet, in den Citratzyklus eingespeist und abermals verarbeitet. Stockt dieser Prozess jedoch aus einem der im nächsten Kapitel genannten Gründen, so wird Pyruvat nur noch zu Laktat „vergärt". Das ist messbar durch zu hohe Werte LDH, Pyruvat und Laktat im Blut und im Urin. Pyruvat und Laktat sowie LDH kann man, bei Verdacht, über eine Blutanalyse messen lassen.

Bei einer langfristigen Dominanz des Modus II wird immer eine Störung des primären Stoffwechsels vorliegen und somit zu prüfen sein. Die Gründe dafür werden im folgenden Unterkapitel beschrieben.

Ursachen einer Stoffwechselstörung

Wie kann es dazu kommen, dass die Zelle dauerhaft in die Schutzschaltung (Modus II) wechselt und Gefahr läuft, eine unkontrollierte Zellteilung anzustoßen (auch Krebs genannt), vor allem aber bei weitem nicht mehr so leistungsfähig ist (nur noch 5 % Leistung)? Hier die wichtigsten Gründe:

- Schwermetallbelastung (z. B. durch Amalgam, zu viel Fischverzehr, Rauchen, usw.).

- Mangel an essentiellen Nährstoffen: das sind die B-Vitamine im Verbund und Mineralien, vor allem Magnesium, Mangan, Kupfer, Eisen und Zink. Daher muss man diese Werte im Vollblut messen!

- Umweltgifte wie Reiniger, Chlorgas (Schwimmbad), usw..

- Überfrachtung des Körpers mit Kohlenhydraten und Überforderung der PDH der Mitochondrien. Die Mitochondrien können die Mengen Pyruvat nicht abbauen. Somit kann der Körper die zahlreichen Kohlenhydrate nicht abbauen.

- Medikamente, wie z. B. Paracetamol oder Antibiotika verbrauchen wertvolles Glutathion und schädigen so die Mitochondrien. Glutathion wird u. a. benötigt, um Sauerstoffradikale zu entschärfen.

- Mangel an Vitamin A steigert die Oxidation von Glutathion. Oxidiertes Glutathion geht verloren und steht nicht mehr zur Neutralisation der im Modus I produzierten Sauerstoffradikale (ROS) zur Verfügung.

- Keine ausreichende Sauerstoffzufuhr zur Zelle. Das ist ein großes Thema beim Herzinfarkt. Dadurch können die Mitochondrien nicht mehr arbeiten.

Kapitel 9: Einführung in die Biochemie des menschlichen Stoffwechsels

Verbildlichung der Energieproduktion des Mitochondriums

Ich versuche nun mit einem Bild aus der Welt der Naturwissenschaft, die Energieproduktion einer Zelle mit Mitochondrien darzustellen, da man sich den komplexen Vorgang so besser vorstellen kann.

Man stelle sich in der Zelle das Mitochondrium, wie oben bereits bildlich dargestellt, als Kraftwerk vor. Ein Mitochondrium wird ja auch gern so bezeichnet. Die Zelle besitzt im Nebengebäude neben dem Kraftwerk (Mitochondrium) noch ein Notstromaggregat (Glykolyse+LDH). Das Notstromaggregat ist gedacht für:

- einen temporären Ausfall des Hauptkraftwerks und
- die Zellteilung. Um im Bild zu bleiben, ein Umbau/eine Erweiterung des Hauptkraftwerks.
- Bei totaler Überlast (Turbo), um noch ein bisschen mehr Energie zu produzieren (Sprint auf der Zielgeraden). Hier bildet die Zelle nun sehr viel Laktat.

Kommt es nun zu einem Ausfall aufgrund einer der im vorangegangenen Kapitel genannten Gründe, läuft ständig das Notstromaggregat. Dann können wir Menschen trotzdem noch Energie aus Kohlenhydraten (Glukose) herstellen, damit die Zelle überlebt. Dies hat jedoch einen gefährlichen Haken: Die Zellteilung wird angeregt. Das passiert mit ggf. defekten Mitochondrien, also als defekte Version.

Messbar ist dieser Effekt u. a. anhand des Blutwerts Laktat-Dehydrogenase (LDH), da vermehrt Pyruvat zu Laktat mittels LDH abgebaut werden muss. Der Wert LDH sollte generell niedrig sein; so kann man sicher sagen, dass der der Modus I arbeitet.

Je höher dieser Wert (insbesondere bezogen auf die Isoenzyme LDH1-LDH5 (vgl. [1c], Seite 106), desto mehr Laktat wird in der Zelle, außerhalb des Mitochondrium gebildet und desto öfter scheint sich die Zelle im Modus II, dem Schonprogramm, zu befinden.

Eine Ausnahme bildet der Leistungssport. Dort läuft das Notstromaggregat

Kapitel 9: Einführung in die Biochemie des menschlichen Stoffwechsels

schlicht und einfach ständig mit, um die maximale Energie bereitzustellen. Wer sich für Fußball interessiert, der kennt den Laktat-Test zu Beginn der Sommervorbereitung. Damit wird geprüft, ob der Spieler seine „Hausaufgaben" gemacht hat. Bei definierter Belastung, in der der Turbo nicht benötigt werden sollte, muss der Laktat-Wert des Blutes niedrig bleiben. Andernfalls hat der Sportler im Urlaub nicht trainiert.

Zudem muss man wissen, dass der programmierte Zelltod nur mit einem laufenden Hauptkraftwerk, sozusagen von einem gesunden Mitochondrium und dem Vorliegen von Sauerstoff, stattfinden kann. Nur, wenn der Modus I im aeroben Bereich mittels Sauerstoff funktioniert, kann sich die Zelle selbst zerstören, Apoptose genannt. Es ist ein Problem, wenn aufgrund eines Mangels einer der benötigen Stoffe für Modus I nur noch Modus II läuft. Kuklinski spricht das Problem in seinem Buch [1] an. Durch eine Chemotherapie wird die Sauerstoffzufuhr zum Krebsgeschwür unterbunden und somit die Apoptose unmöglich (vgl. [1], Seite 306).

Was passiert bei einer Betriebsstörung der Mitochondrien?

Das Gefährliche an einer Störung des Stoffwechselprozesses in den Mitochondrien ist laut Kuklinski (vgl. [1], Seite 59), dass die Mitochondrien z. B. bei einem Mangel an Zink, Kupfer oder Mangan zu einer „Radikalenkanone" werden können, die reichlich NO Radikale produzieren. Ergebnis ist dann der **nitrosative Stress**. Hier entsteht wiederum ein Teufelskreis, denn der nitrosative Stress, d. h. das NO und die Folgeprodukte, blockieren lt. Kuklinski (vgl. [1], Seite 74) Enzyme und Proteine, die ein Metallatom als Kern haben, wie z. B. Diaminoxidase (Kupfer), Hämoglobin (Eisen), Vitamin B12 (Cobalt), usw.

Eine Anmerkung: Nitrosativer Stress wird **nicht** durch L-Arginin ausgelöst, sondern durch krankhaft funktionierende Mitochondrien (vgl. [2D]).

Kapitel 9: Einführung in die Biochemie des menschlichen Stoffwechsels

Energieherstellung

Das Mitochondrium kann durch die Oxidation von Fettsäuren, wie oben beschrieben, am meisten Energie gewinnen. Man kann das auch am Kaloriengehalt der Substanzen erkennen:

- 1 g Fett beinhaltet 9 Kalorien
- 1 g Kohlenhydrat 4 Kalorien (vgl. [1A], Seite 109)

Ja, es muss ja ein „Aber" geben, sonst würde der Mensch ausschließlich Fett verbrennen: Die Verstoffwechselung von Fett benötigt mehr Sauerstoff (und mehr Mitochondrien) als die Kohlenhydratverstoffwechselung. Sauerstoff kann der Körper nicht beliebig viel bereitstellen, wobei auch hier die Menge durch Training verbessert werden kann.

Aufgrund der begrenzten Ressource Sauerstoff gibt es folgenden interessanten Zusammenhang (siehe auch [1A]) im Menschen, der sich noch nicht genetisch korrekt LC ernährt. Im Menschen mit wiederhergestellter metabolischer Flexibilität wird es anders aussehen; da ist der Fettverbrennungsanteil höher:

- Bei 25 % aerober Anstrengung (Leerlauf, Sofa sitzen) liegt das Verhältnis bei 80:20 Fett zu Kohlenhydrate, die das Mitochondrium verstoffwechselt.
- Bei 65 % aerober Anstrengung (mittlere Anstrengung) liegt das Verhältnis bei 50:50 Fett zu Kohlenhydrate, die das Mitochondrium verstoffwechselt.
- Bei 100 % aerober Anstrengung (maximale Anstrengung) liegt das Verhältnis bei 0:100 Fett zu Kohlenhydrate, die das Mitochondrium verstoffwechselt. Das ist z. B. beim Sprint auf der Zielgeraden der Fall.

In allen Muskeln zusammen speichert der Mensch ca. 200-400 g Glukose (je nach Trainingszustand), die er jedoch auch nur mit 1 g pro Minute „laden" kann. Direkt nach dem Training gibt es ein Zeitfenster, in dem der Körper mit 4 g pro Minute laden kann. Ein Sportler mit guten 400 g Vorrat braucht

Kapitel 9: Einführung in die Biochemie des menschlichen Stoffwechsels

somit 2-7 Stunden Ladezeit, um seine Muskeln wieder voll zu bekommen. In der Leber hat der Mensch nochmal ca. 150 g Glukose in Form von Glykogen gespeichert (max. 10 % des Gewichts der Leber (vgl. [4], Seite 475).

Eigene Erfahrung:

Bei dieser Beschreibung muss man jedoch beachten, dass die sich auf einen Menschen bezieht, der nicht ketolysefähig ist. So wurde bei mir vor ein paar Monaten gemessen, dass ich bis zu einer Belastung von 65 % aerober Anstrengung fast ausschließlich Fett verbrenne (RQ lag bei ca. 0,7). Oder anders: Viele Wissenschaftler sagen, dass die Biochemie bei LowCarb/Keto an vielen Stellen neu geschrieben werden muss.

Evolutionär hergeleitet war der Verbrauch von Glukose in den Muskeln somit wohl auch nicht für die Ausdauer, sondern für eine kurze Maximalkraft gedacht: den Kampf oder die Flucht.

Daher wird bei Maximalkraft auch Cortisol ausgeschüttet. Das ist ein Problem, wenn man zu häufig zu intensiv trainiert. Es bewirkt:

- Muskelabbau,
- erhöhte Glukoneogenese
- und somit mehr Blutzucker/Glukose im Blut.

In dem Moment, für den dieser Ablauf sich entwickelt hat, war es sinnvoll, denn die Existenz war in Gefahr. Heutzutage ist das jedoch kontraproduktiv, wenn wir durch Stress im Büro oder durch harte Trainingseinheiten diesen Ablauf im Körper anstoßen. Man kann das nicht verhindern, daher muss man damit umgehen können!

Kapitel 9: Einführung in die Biochemie des menschlichen Stoffwechsels

Mitochondrien sterben unbemerkt

„Erkrankungen kommen nicht aus dem Blauen heraus. Sie entwickeln sich Stück für Stück durch die täglichen Sünden. Wenn sich genug Sünden aufaddieren, macht sich die Erkrankung bemerkbar."

– Hippokrates

Wenn aufgrund einer „Störung im Betriebsablauf", das bedeutet aufgrund eines Defekts der Mitochondrien oder aufgrund fehlender essentieller Stoffe, die Zelle auf den oben beschriebenen Modus II, das Notfallprogramm, wechselt, merkt man das bei der unvorstellbaren Anzahl von 100 Billionen Mitochondrien im menschlichen Körper natürlich nicht. So erkennt man auch nicht, dass über Monate und Jahre Milliarden von Mitochondrien nach und nach nicht mehr richtig funktionieren. Die Natur hat es nicht vorgesehen, dass wir das „mit einem Ruck" merken sollen. Schließlich müssen wir immer funktionieren. Tag für Tag. Fehler werden im menschlichen Körper so gut es geht kompensiert. Man kann z. B., wenn man erkältet ist, noch einkaufen gehen. Das funktioniert, auch wenn es in dem Moment ziemlich belastend ist.

Wenn ab einem gewissen Punkt etwas nicht stimmt, so bemerkt man das z. B. an Symptomen:

- Einer stark eingeschränkten Alkoholverträglichkeit.
- Unerwartet starken Muskelkater nach gewohnten sportlichen Belastungen.
- Einer Gluten- oder einer anderen Nahrungsunverträglichkeit.
- Plötzlich vorhandener Histaminintoleranz.
- Plötzlich vorhandener Laktoseintoleranz.
- Plötzlich vorhandener Fruktoseintoleranz.
- Schlafstörungen.
- Plötzlich auftretenden Allergien.

Kapitel 9: Einführung in die Biochemie des menschlichen Stoffwechsels

- Erhöhte Sensibilität gegenüber Gerüchen oder chemischen Stoffen.
- Nicht erklärbaren Ekzemen. Generell Hautprobleme.
- Starke Bildung von Pickeln im Erwachsenenalter.
- Antriebslosigkeit bis hin zur ständigen Erschöpfung.
- Depressionen, Reizbarkeit.

Das sind u. U. die **Vorboten** von schlimmeren Erkrankungen.

In diesem Zwischenzustand, der sich auch über Jahre aufgebaut hat, hat man aber auch recht normal wirkende Phasen. Bei mir persönlich war es lediglich die Alkoholunverträglichkeit, die nicht mehr wegging bzw. den Alkoholgenuss (1-2 Glas Wein zum Essen) immer häufiger mit einem Kater versehen hat. Geschoben hat man es auf „alles mögliche": Histamin, Stress, Schwefel, Fuselalkohole oder Wetterfühligkeit.

Spitzbart beschreibt diesen Vorgang etwas anders. Er sagt: Wir alle kommen mit 100 % Leistungsfähigkeit zur Welt. Frei Haus. Nach und nach verlieren wir diese Leistungsfähigkeit, und zwar je stärker, umso schlechter man sich ernährt und umso mehr Laster (z. B. Rauchen) man pflegt. Spitzbart meint, dass man nichts merkt, bis man bei nur noch 30 % Leistungsfähigkeit „aufschlägt".

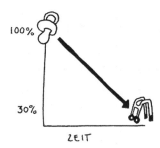

Plötzlich, wie aus heiterem Himmel ist der Schlaganfall oder der Herzinfarkt da. Nun ist es immens schwer, aus diesem Leistungsloch wieder

Kapitel 9: Einführung in die Biochemie des menschlichen Stoffwechsels

herauszukommen, denn es braucht viel Zeit, Wissen und Disziplin, die defekten Zellen, Fette und Gefäße wieder zu heilen oder auszutauschen. Das liegt u. a. daran, dass es sehr schwer ist, die Vorräte an Mineralien, Spurenelementen und Eiweißen wieder aufzufüllen. Es braucht nun Geduld und Konsequenz.

Daher rät Spitzbart wie auch viele Ärzte, von denen ich gelesen habe, dazu, frühzeitig anzufangen, seinen Gesundheitszustand nicht weiter abfallen zu lassen. Dazu gehört die genetisch korrekte Ernährung, das Abstellen aller Laster und regelmäßige Bewegung. Zwei bis drei langsame Läufe oder mehrstündige Wanderungen pro Woche sollte man in sein Leben aufnehmen. Alkohol sollte man nur selten genießen. Sobald es einem richtig schlecht geht, hört man ohnehin komplett damit auf. Häufig ist es dann zu spät.

Jason Fung sagt in einem Interview bei Mike Mutzel: „Es ist ja auch so, dass man nicht eines Morgens aufwacht und feststellt, man ist fett." Genauso verhält es sich mit KHK und anderen schweren Erkrankungen. Das baut sich über Jahre auf. Daher gibt es auch keine magische Pille, die alles auf einen Schlag wieder gut macht. Sie müssen ggf. viele **Billionen** von Mitochondrien reparieren. Das dauert seine Zeit und verlangt Disziplin.

Das Fass zum Überlaufen bringen

Was man nicht ahnt, ist, dass nun eine weitere „Belastung" von außen, z. B. durch die Einnahme eines Antibiotikums, eine Impfung oder eine starke Grippe dazu führen kann, ein weiteres Energielevel abzusinken, wodurch nochmal eine Menge an Mitochondrien geschädigt oder blockiert werden können. Kuklinski [1] beschreibt in seinem Buch Fälle, wo durch solche Ereignisse, z. B. eine Impfung (vgl. [1], Seite 70), Patienten das chronische Fatigue Syndrom („CFS", chronische Erschöpfung) entwickelt haben oder dass das Immunsystem vollkommen unerklärlich zusammenbricht.

Aus diesem Zustand kommt man dann nur sehr langsam wieder raus und auch nur, wenn man die richtige Therapie bekommt. Dazu gehört, vorliegenden Defizite an Nährstoffen zu beseitigen und die Nahrung so ein- bzw. umzustellen, dass sie nützt und nicht beeinträchtigt. So werden ganz langsam die Mitochondrien wieder aufgebaut. Später auch ergänzt durch sehr moderaten Sport. Darauf kommt man natürlich nur, wenn man zufällig

Kapitel 9: Einführung in die Biochemie des menschlichen Stoffwechsels

über ein Buch wie dieses oder das Buch von Bodo Kuklinski [1] stolpert und es liest. Es kann auch passieren, dass Sie aus dem Zustand nicht mehr herauskommen, da sich Krebs gebildet oder der vermeidbare Schlaganfall bzw. Herzinfarkt einen zu großen Schaden hinterlassen hat.

Vorbeugen

Durch die genetisch korrekte Ernährung plus Einnahme der wichtigen, in unserer Nahrung nicht mehr genug vorkommenden, Nährstoffe, macht man das, was über viele hundert Jahre eine Selbstverständlichkeit war: sich über die Nahrung zu stärken und somit einen Zustand mitochondrialer Erschöpfung, wie z. B. bei der chronischen Erschöpfung, zu vermeiden.

Am Ende des Tages wird man ja auch nicht dazu gezwungen, sehr viel Sport zu machen oder zu entbehren, wie einst die Spartaner. Auf Nudeln, Brot, Brötchen und vor allem Zucker zu verzichten, ist eine Wahrheit, die zur Lebenseinstellung wird, vor allem, wenn man glutensensitiv ist (siehe Test auf Glutensensitivität nach Peter Osborne in [4D]). Doch wo eine Tür zu geht, öffnet sich eine andere, denn:

Fleisch, Olivenöl, Schinken, Gemüse, Salat, Fisch, Nussprodukte und mit Einschränkung auch Obst in allen Variationen und hin und wieder auch ein Glas trockenen Wein kann man genießen. Aus eigener Erfahrung kann ich sagen: Mir fehlt kein Brot mehr. Ich freue mich inzwischen riesig auf das gedünstete Gemüse am Abend mit all seinen Geschmacksvarianten.

Zum Abschluss eine chinesische Weisheit:

„Ordnung zu halten, statt Unordnung aufzuräumen, ist das Grundprinzip der Weisheit. Eine Krankheit zu heilen, nachdem sie aufgetreten ist, ist wie einen Brunnen zu graben, wenn man Durst hat, oder Waffen zu schmieden, wenn der Krieg bereits ausgebrochen ist."

– Nein Sing, 2 Jh. v. Chr..

„Wenn Anekdoten zu Statistik werden, dann sollten Sie anfangen, zuzuhören."

– *Peter Brukner*

Kapitel 10: Superstar Beta-Hydroxybutyrat

In diesem Kapitel fasse ich den aktuellen Stand der Forschung im Jahr 2019 zu Ketonkörpern zusammen. Beta-Hydroxybutyrat (BHB) ist einer von drei Ketonkörpern, die im Rahmen einer kohlenhydratarmen Ernährung in der Leber gebildet werden. Insgesamt kann die Leber bis zu 150 g BHB am Tag herstellen.

Es ist hoch interessant, mitzubekommen, was dieser Alternativenergieträger Beta-Hydroxybutyrat in der Lage ist, zu tun.

Vorweg ist es wichtig zu wissen, dass man auch bei der von mir angeratenen Kohlenhydratmenge von 50-150g ständig Beta-Hydroxybutyrat bildet. Die Menge ist nicht so hoch wie im Rahmen der ketogenen Diät oder gar beim Fasten, aber doch im Bereich, der auch epigenetisch wirksam ist. Man wird auch vollkommen unabsichtlich immer mal am Tag unter 50 g Kohlenhydrate zu sich nehmen.

Und beides ist genetisch korrekt. Es gab immer mal Tage mit gutem Jagd- oder Sammelglück. Es gab sicher immer mal Tage der Entbehrung, wo man nichts gegessen hat. Daher ist nach erfolgreicher Umstellung auch immer mal ein Fastentag sinnvoll. Dies ist einfach zu realisieren, sobald man sich an diese Form der Ernährung gewöhnt hat. Der Körper braucht „normalerweise" keine 3-5 Mahlzeiten am Tag.

Doch nun zu den interessanten Forschungsergebnissen zum Thema Ketonkörpern.

Kapitel 10: Superstar Beta-Hydroxybutyrat

BHB schützt die Muskeln

In der Studie [SC4] haben sich zehn gesunde Männer bereit erklärt, eine Infusion mit Lipopolysacchariden (LPS) zu kommen. Diese LPS sind typischerweise in der äußeren Membran von Bakterien enthalten und wirken beim Zerfall toxisch. In diesem speziellen Fall wirken sie katabol, also muskelabbauend.

Als Gegengift hat man drei verschiedene Substanzen als Infusion benutzt:

1. Kochsalzlösung

2. Fettsäuren

3. BHB

Als Resultat zeigt sich in der dieser Studie, dass BHB den katabolen Abbau von Muskeln potent verhindert und somit die Muskeln schützt. Wieder kann man nur sagen: Alles andere macht vom Blickwinkel der Evolution auch keinen Sinn. Wenn der Körper Nahrung benötigt und Energie in Form von Fett vorhanden ist, brauchen Muskeln nicht in Energie umgewandelt werden. Denn das führt, wie oben beschrieben, nur zu einer sehr schlechten Quote und belastet die Nieren mit den Abbauprodukten.

Mit den Worten von Jason Fung: „Wenn Sie Holz aufstapeln für den Winter und dann die kalten Tage kommen, dann verfeuern Sie auch nicht als erstes Ihre Möbel, sondern das eingelagerte Holz."

Im metabolisch gesunden Menschen funktioniert das natürlich genauso. Dann ist auch eine Fastenzeit überhaupt keine Gefahr, da der Körper sofort auf das Fett zurückgreift und eben nicht auf die Muskeln. Im Gegenteil. Das im Rahmen der Nahrungsknappheit stark gebildete BHB schützt sogar die Muskeln vor diesem verhängnisvollen Schritt, denn der Mensch würde sonst schwächer werden.

Kapitel 10: Superstar Beta-Hydroxybutyrat

BHB schützt den Darm

Es gibt zu dieser Beobachtung noch keine Studie. Trotzdem ist es ein spannender Punkt, den ich hier gern darlegen möchte. Das Team Virta-Health von Stephen Phinney hat herausgefunden, dass BHB fast identisch ist mit Buttersäure, einer kurzkettigen Fettsäure, die im Darm von Bakterien u. a. zum Schutz der Darmschleimhaut hergestellt wird.

Der molekulare Unterschied zwischen BHB und Buttersäure ist sehr klein. BHB hat ein Sauerstoffatom mehr. So weisen beide Moleküle die gleichen positiven Eigenschaften auf:

- Sie können vom Mitochondrium als Energie benutzt werden.
- Sie haben entzündungshemmende Eigenschaften (vgl. [S6E]).

Somit überrascht es nicht, dass der Darm BHB aufnehmen und verarbeiten kann. Das soll nicht heißen, dass man keine Ballaststoffe mehr essen soll. Im Gegenteil, Ballaststoffe haben im Rahmen der genetisch korrekten Ernährung weiterhin einen festen Platz. Bei 50 bis 150 g Kohlenhydraten am Tag ist auch mehr als genug Platz für ballaststoffreiches Essen in Form von Salat und Gemüse.

Man muss aber nicht panisch über Ballaststoffe nachdenken, da der Körper einen der wichtigsten Stoffe im Rahmen der Fermentation im Dickdarm, nämlich Buttersäure, auch im Rahmen der genetisch korrekten Ernährung in der Leber herstellt.

BHB verringert epileptische Anfälle

Wie ich schon weiter oben beschrieben habe, kann unser menschliches Gehirn prima Energie von Ketonkörpern gewinnen. In vielen Büchern steht bis zu 75 % des Gesamtbedarfs. Ben Bikman fragt jedoch zurecht in die Wissenschaftsgemeinde: „Zeigt mir eine Studie, die belegt, dass das nicht zu 100% geht." Es gibt keine! Ein Test am Menschen wäre natürlich gefährlich. Man müsste die Glukose im Körper auf nahezu Null reduzieren. Das ist natürlich nicht vertretbar. In dieser Studie [S44] ist man immerhin sehr nahe an Null herangegangen. Das hat gezeigt, dass ketoadaptierte Menschen auch

Kapitel 10: Superstar Beta-Hydroxybutyrat

mit sehr niedrigen Blutzuckerwerten ohne Ausfälle zurecht kommen. Diesen beiden Testpersonen hat man mittels Insulin den Glukosespiegel auf 18mg/dl runter gedrückt. Sie hatten keinerlei Ausfälle.

Es lässt sich auf jeden Fall festhalten: Das Gehirn kann sich sehr gut mit Ketonkörper versorgen. Viele Menschen berichten sogar von einer neuen geistigen Klarheit, die sie vorher nicht hatten.

Hier liegt die Chance bei Menschen mit einer epileptischen Erkrankung. Es könnte an einer schlechten Verwertung von Glukose im Gehirn liegen. Also benutzt man einfach mal den anderen Treibstoff.

Zudem gibt es folgende Wirkungszusammenhänge (vgl. [48], Seite 197):

- Reduzierung von mTor
- Reduzierung neuronaler Erregbarkeit
- Wirkung auf Neurotransmitter

BHB wirkt entzündungshemmend

In der Tierstudie [S6E] wird gezeigt, dass BHB verschiedene entzündungsfördernde Botenstoffe hemmt, wie z. B. NLRP3, IL-18 und IL-1ß.

Dieser Wirkmechanismus macht es so interessant, im Rahmen einer autoimmunen Erkrankung oder einer Erkrankung mit hohem Entzündungsgrad eine ketogene Diät im Rahmen einer Gesamttherapie auszuprobieren bzw. anzuwenden.

BHB reduziert die Produktion von Radikalen

In der Studie [SD2] wird gezeigt, dass sich das Mitochondrium verändert wenn es Beta-Hydroxybutyrat als Brennstoff benutzt. Es setzt ein epigenetischer Effekt ein:

Das Mitochondrium produziert weniger Sauerstoffradikale, in diesem Fall weniger Wasserstoffperoxid (H_2O_2), wenn es Beta-Hydroxybutyrat benutzt. Zudem verbessert sich die Atmungskette des Mitochondriums.

Kapitel 10: Superstar Beta-Hydroxybutyrat

Das ist insofern wichtig, als das der Körper diese Sauerstoffradikale in der Zelle umgehend entschärfen muss. Dazu wird in der Regel ein Antioxidans in Form von Glutathion (via GPX) verbraucht.

In der Studie [SC1] wird gezeigt, dass der Ketonkörper Acetoacetat 45-fach sauberer verbrennt als Glukose. D. h. es entstehen um Faktoren weniger Sauerstoffradikale (ROS) im Mitochondrium, wenn dieses Acetoacetat anstatt Glukose verstoffwechselt.

BHB erhöht die Grundumsatzrate

Abgesehen von der nun zitierten Studie ist es eine logische Funktion des Menschen. Wenn wir nichts zu essen finden, dann müssen wir „besser" werden anstatt abzubauen. Ansonsten wären wir in den letzten 30 Millionen Jahren sicher ausgestorben. So zeigt sich diese logische Selbstverständlichkeit in der Studie [SD3], in der sich 17 übergewichtige Menschen, die sich 4 Wochen zunächst normal mit vielen Kohlehydraten ernährten, dann gefolgt von 4 Wochen ketogener Ernährung, bei gleicher Anzahl Kalorien, wie folgt:

Der Grundenergieumsatz ist am Tag wie auch im Schlaf signifikant gestiegen und das in dieser kurzen Zeit. Das bedeutet, der Körper stellt nach einer kurzen Umstellung mehr Energie zur Verfügung, wenn die Aufnahme von Kohlenhydraten gedrosselt wird. Hier in dieser Studie auf 30 g am Tag.

In der Studie sieht man auch, dass sich der Insulinspiegel verbessert, die Triglyceride sind niedriger, Leptin wird besser. Glukagon steigt natürlich wie auch Beta-Hydroxybutyrat. Der Blutzuckerspiegel blieb unverändert, da diese Menschen zwar leicht übergewichtig waren, aber (noch) nicht metabolisch krank.

Ketogene Diät gibt länger Power

Ich möchte hier auf die FASTER-Studie von Phinney und Volek aus dem Jahr 2016 hinweisen. Bis dahin wurden Sportlern in den Studien „nur" für ein einige wenige Wochen umgestellt. Das ist natürlich auch nachvollziehbar, da bei vielen Sportlern in den ersten Wochen die Spitzenperformance abnimmt und ein Profi sich es auch einfach nicht leisten

Kapitel 10: Superstar Beta-Hydroxybutyrat

kann, schlechter zu werden.

In dieser Studie hat man 20 Ultramarathonläufer in 2 Gruppen von 10 Läufern eingeteilt. Diese haben sich nun 20 Monate entweder HighCarb (684 g Kohlenhydrate) oder LowCarb (82 g Kohlehydrate) ernährt. In dieser Zeit hat der Körper natürlich die Möglichkeit, sich voll auf die Fettverbrennung umzustellen. Hintergrund der langen Umstellung: Der Mensch verdoppelt in der Zeit in etwa seine Anzahl an Mitochondrien in den Muskeln. Das ist der Grund, warum die Adaption so lange dauert.

Was passierte mit den LowCarb Elitesportlern?

- Die Fettverbrennung war um den Faktor 2,3 gestiegen.
- VO2Max war gestiegen auf 70,3, vor der Umstellung 54,9.
- Bei der definierten Belastung mit 64% VO2max stieg die gemittelte Fettverbrennung um 59% an.
- Das Erstaunlichste: Der Muskelglykogenvorrat war identisch bei den Gruppen, wie auch die Erholung nach der Belastung. Die Glykogenspeicher waren schnell wieder gefüllt. Ohne Kohlenhydrate zu essen! Gemessen wurden diese Werte mittels Muskelbiopsie.

Kapitel 10: Superstar Beta-Hydroxybutyrat

Zusammenfassung zu Ketonkörpern

Stichpunktartig möchte ich noch weitere sehr wichtige Fakten über Ketonkörper samt Quellenangabe auflisten. Eine wiedergewonnene Ketolysefähigkeit (vgl. [3A], Seite 29):

- Versorgt einen mit einer zuverlässigen und stetigen Energieversorgung aus Fetten.
- Kann die Insulinsensitivität erhöhen.
- Verbessert die Erholung nach sportlichen Anstrengungen.
- Schützt die Muskeln vor dem Abbau.
- Erhöht den Grundumsatz.
- Reduziert in Form von BHB und Acetoacetate die Freisetzung freier Radikale im Mitochondrium.
- Verringert die Bildung von Laktat.
- Verbessert die Ausdauer.
- Verhindert ein „Gegen die Mauer laufen", eine totale Energieerschöpfung, in der das Gehirn in den Schutzmodus wechselt.
- Erhöht die Möglichkeit des Menschen, Fett zu verbrennen, um den Faktor 2.
- Versorgt den Darm mit Buttersäure.
- Versorgt das Gehirn mit Energie.
- Erhöht die Produktion von Glutathion (vgl. [SD4]).
- Erhöht die Gesamtleistung nach einer Umstellungszeit von 8-16 Wochen auch bei Profisportlern (vgl. [S6D]).

„Sie sehen, dass LDL nicht auf meiner Risikoübersicht zum Thema Herzinfakt auftaucht. Es ist jedoch der einzige Parameter, den die Schulmedizin mittels Medikamente beeinflussen kann."

— *Ivor Cummins*

Kapitel 11: Cholesterin

In diesem Kapitel erkläre ich, was wirklich wichtig ist am Cholesterin und welche Blutfettwerte etwas über das Risiko für koronare Herzkrankheiten (KHK) aussagen. Dazu fange ich mit der Entdeckung des Cholesterins an. Im Hinblick auf die genetisch korrekte Ernährung werden Sie wesentlich mehr gesundes Fett essen. Und Sie sollen die von der Industrie geschürte Angst durch diese Faktenlage komplett verlieren.

1961 war das Gesamtcholesterin das einzige, was man messen konnte. Es gab noch keine Differenzierung zwischen LDL (Low Density Lipoprotein oder auf Deutsch Lipoprotein niederer Dichte), HDL (High Density Lipoprotein oder Lipoprotein hoher Dichte) und Triglyceriden. Inzwischen kann man sogar zwischen den verschiedenen LDL-Partikeln unterscheiden und hat erkannt, dass es eine gefährliche und eine ungefährliche Variante von LDL gibt. Die gefährliche Variante des LDL korreliert mit den Triglyceriden. Diese Unterart des LDL ist wichtig zu kennen. Ist sie hoch, steigt die Wahrscheinlichkeit von Atherosklerose. Leider kann man diese Differenzierung des LDL im Jahr 2019 nur in wenigen Laboren messen lassen (z. B. im Labor MVZ Ravensburg). Es ist jedoch so, dass bei genetisch korrekter Kost die Triglyceride fallen und somit auch die gefährliche Variante vom LDL.

Soviel direkt zum Anfang: **Achten Sie auf hohe Werte für HDL und niedrige Werte für Triglyceride!** Und achten Sie darauf, dass diese Werte auch gemessen werden. Denn diese beiden korrelieren stark mit Herzinfarkt bzw. koronarer Herzkrankheit. LDL tut das nicht. Warum das so ist, schauen wir uns gleich an. Einzig oxidiertes LDL, oder auch MDA-LDL korreliert wieder stark mit koronarer Herzkrankheit.

Dieses Kapitel gestalte ich bewusst mit einem offenen Ende. So können Sie für sich selbst die Angst vor gesättigten Fetten nehmen und in Zukunft auf Basis der genetisch korrekten Kost die Ergebnisse Ihrer Blutwerte feiern!

Wer das Thema in aller Ausführlichkeit lesen möchte, dem empfehle ich das hervorragend recherchierte Buch von Nina Teicholz „The big fat suprise" (vgl. [34]), was es im Jahr 2019 jedoch leider nur auf Englisch gibt.

Kapitel 11: Cholesterin

Machen Sie sich nun Ihr eigenes Bild anhand von einigen Fakten, die ich Ihnen an dieser Stelle zusammenfasse.

Fakten

- Die **Vermutung**, dass das Essen von gesättigten Fetten zu Herzinfarkt bzw. KHK führt, wurde von A. Keys im Jahr 1961 durch die berühmte **Sieben-Länder-Studie** geäußert. Diese Studie ist eine epidemiologische Studie. Anders als eine klinische Studie geben epidemiologische Studien lediglich **Hinweise oder Verdachtsmomente**.

- A. Keys hatte insgesamt **22 Länder** untersucht, jedoch nur die sieben am besten korrelierenden veröffentlicht. Man nenn so etwas Cherry Picking, auf deutsch Rosinen picken. Nimmt man die Daten aller 22 erfassten Länder in Betracht, so verliert sich die Korrelation zwischen gesättigten Fetten und KHK fast komplett, d. h. die Korrelation wird deutlich schwächer. Wie Sie schon wissen, gibt eine Korrelation ohnehin nur einen Verdacht, keinen Beweis!

- In der Sieben-Länder-Studie **korreliert** das Essen von **Süßigkeiten** (Zucker) wesentlich stärker mit KHK, als das Essen von gesättigten Fetten (vgl. [34], [14]).

- 1960 bereits zeigte S. Malhotra in einer Untersuchung an indischen Bahnangestellten, dass die im Süden lebenden Angestellten 12 Jahre **weniger** lebten und KHK 7 mal **häufiger** auftrat. Im Süden hat man **weniger** gesättigtes Fett gegessen und viel mehr mehrfach ungesättigtes Fett aus Erdnussöl. Das Ergebnis wurde ignoriert.

- A. Keys, der sich in Amerika zum führenden Ernährungsberater aufgeschwungen hatte (er war Biologe mit dem Schwerpunkt Fischkunde) , unternahm drei klinische Studien, um einen Beweis für seine Vermutung herbeizuführen. **Alle drei scheiterten**, wie Sie nun sehen werden (vgl. [34]):

- Die **Minnesota-Studie** aus dem Jahr 1973 mit 9000 Teilnehmern bzw. Patienten in sechs Kliniken und somit beste Umstände zur

Kapitel 11: Cholesterin

Überwachung und Kontrolle von dem, was gegessen wurde. Aufgrund der Durchführung und Größe gilt diese Studie als eine der Besten ihrer Art. Es wurden zwei Gruppen eingeteilt. Eine Gruppe bekam normales Essen mit gesättigten Fetten. Der anderen Gruppe wurde Essen mit weniger gesättigtem Fett und reich an mehrfach ungesättigten Fetten (Pflanzenöle, Margarine) gereicht. **Der Effekt auf KHK war exakt Null.** Im Gegenteil: In der Interventionsgruppe starben mehr Personen (269 Tote gegenüber 206 Tote in der Kontrollgruppe), jedoch ohne statistische Signifikanz. Das Ergebnis wurde 16 Jahre lang nicht veröffentlicht, weil man über das Ergebnis enttäuscht war (O-Ton des Leiters der Studie).

- Die MRFIT- Studie (1973-1982) wurde mit 12.000 Männern mittleren Alters und hohem Gesamtcholesterin (über 290 mg/dl) durchgeführt. Eine zufällig ausgewählte Hälfte wurde auf eine Diät gesetzt mit weniger gesättigten tierischen Fetten und reich an mehrfach ungesättigten Pflanzenfetten. Ergebnis: **Die Todesrate war in der Gruppe mit der Diät sogar erhöht**, insbesondere die Rate an Krebs (das wird auch später in weiteren Studien bestätigt).

- Die 1993 gestartete WHI-Studie mit 49.000 Frauen. Kosten 725 Mio. US-Dollar. Ebenfalls 2 Gruppen mit der gleichen Durchführung und ebenfalls exakt **kein Effekt bei KHK**.

- Es gab auch erste kleinere Studien, die Warnsignale gaben, dass diese neuen Fette und Öle ungesund sind:

- 1997 zeigte Robert Knopp in einer Studie an 444 Angestellten bei Boeing, dass die Diät mit wenig Fett zwar leicht LDL reduzierte, dadurch aber **HDL auch stark abfiel** und die **Triglyceride im Blut anstiegen**.

- Die Studie STRIP in Finnland von 1990, durchgeführt an 1062 Babys, zeigte, dass eine Diät mit wenig Fett zu **niedrigen HDL-Werten** im Blut führte. Diese Studie halte ich persönlich für sehr fraglich und unethisch. Auch hier gab es 2 Gruppen. Eine Gruppe Babies bekam eine künstliche Milch mit stark reduziertem

Kapitel 11: Cholesterin

Fettgehalt. Die Kontrollgruppe bekam ganz normal Muttermilch.

Welche Fakten gibt es zu den Pflanzenölen und Fetten?

- Pflanzenöle, mit Ausnahme von Olivenöl, Kokosöl und Avocadoöl, sind aufgrund der mehrfach ungesättigten Fettsäuren extrem instabil und oxidieren sehr schnell. Sie werden sehr schnell ranzig. Um das zu verhindern, unterlaufen sie nach der Gewinnung den chemischen Prozess der Hydrierung (vgl. [34]).

- Margarine enthielt lange Zeit ca. 50 % Transfette. Diese wurden von der Industrie und vom Staat bis 2010 als unbedenklich eingestuft. Im Jahr 2018 gelten Transfette als extrem schädlich (vgl. [34]).

- Bereits 1957 zeigte ein Forscher namens Kummerow, wie sich Transfette im Körper anreichern (in den Fettzellen), und das es aufgrund dieser Fette negative Effekte in den Zellmembranen gibt (vgl. [34]).

- Transfette sorgen u. a. für einen Calciumeinstrom in die Zelle. Das korreliert stark mit dem Risiko für einen Herzinfarkt, da so u. a. Magnesium verdrängt wird. Dadurch fällt u. a. die Leistungskraft der Mitochondrien (vgl. [1]).

- Transfette erhöhen das Gesamtcholesterin und Triglyceride im Blut.

- Erst im Jahr 2012 wurden Transfette aus den Fritteusen verbannt, jedoch durch einen viel gefährlicheren Stoff ersetzt: Pflanzenöle, die mehrfach ungesättigte Fettsäuren enthalten (vgl. [1]).

- Seit 1940 weiß man, dass solch erhitzte Pflanzenöle **giftig** sind durch Versuche an Ratten. Sie führen zu Lebervergrößerungen, Magenschäden und Herzerkrankungen. Solch gefütterte Ratten sterben deutlich früher (vgl. [34]).

- Pflanzenöle, die mehrfach ungesättigte Fettsäuren enthalten, erzeugen beim Erhitzen Aldehyde, u.a. **Formaldehyd**, was bekanntlich krebserregend ist (vgl. [1]).

Kapitel 11: Cholesterin

Wie kam man eigentlich auf die Idee, dass Cholesterin ein Indikator für KHK ist?

- Die Framingham-Studie aus 1961 zeigte eine leichte Korrelation zwischen Gesamtcholesterin und KHK, was wohl leider ein statistischer Ausrutscher war. In 6 Jahren Laufzeit starben nicht genug Menschen, der Kontrollzeitraum war zu kurz. Denn diese Studie wollte die Risikofaktoren für einen tödlichen Herzinfarkt ermitteln.

- Die gleiche Studie 30 Jahre später: Die Überprüfung der Framingham-Studie nach 30 Jahren (sogenannte Follow-Up Studien) zeigte, dass es **keine Korrelation** zwischen KHK und Gesamtcholesterin gibt. Im Gegenteil! Es zeigt sich auf Basis dieser nun deutlich größeren Daten, dass mit jedem Prozentpunkt **weniger Cholesterin** die Sterblichkeit 11 % **höher** war! (vgl. [S47])!

- Die im Jahr 2000 veröffentliche MONICA-Studie (im deutschen Ärzteblatt als Leitartikel) besagt, dass es **keinen** Zusammenhang zwischen dem Cholesterinwert und der KHK gibt (vgl. [1], Seite 295).

- Eine ganz aktuelle Veröffentlichung zur Studie PURE aus dem Jahr **2017** (vgl. [S4C]) zeigt, dass der Verzehr von Fetten, gesättigt wie ungesättigt, das Risiko für Herzinfarkt und sonstige Todesgründe **senkt**. Je höher der Anteil von Fett in der Nahrung, desto geringer das Risiko. Im Gegensatz dazu erhöht sich das Risiko, je mehr Kohlenhydrate man über die Nahrung aufnimmt.

Der erhöhte Cholesterinwert kann jedoch im Rahmen eines ganzheitlichen Ansatzes darauf hinweisen, und das ist viel interessanter:

- Eine Störung der Mitochondrien, da ggf. in der Galle nicht genug Cholesterin verbraucht wird. Cholesterin ist eine „Zutat" zur Herstellung von Gallenflüssigkeit.

- Dass man sehr viel Sport macht. Leistungssportler haben Cholesterinwerte von ca. 300. Und die Mitochondrien (Mt) laufen prima. Woran liegt das? Lösung: Am oxidativen Stress, den die

Kapitel 11: Cholesterin

> Mitochondrien / der Körper im Notfall mit Cholesterin abfängt (vgl. [1], Seite 427). Es entsteht ein Mangel an Vitamin C, E und Glutathion. Das **kompensiert** der Körper mit Cholesterin! Ergo: Man darf hier sicherlich auch annehmen, dass auch ohne Leistungssport ein erhöhter oxidativer Stress vorliegt, der den Cholesterinwert steigen lässt. Das kann z. B. an einem Mangel an Vitaminen und Mineralien liegen.

- Auf eine Belastung mit Schwermetallen oder Giften (vgl. [30]). Cholesterin wird vom Körper als Antioxidans benutzt.

Und noch ein Fakt zum Cholesterin: Ein hoher Wert liegt nicht am Essen! Der Körper bildet 90 bis 95 % des Cholesterins selbst (vgl. [9]).

Was verbessert nun die Cholesterinwerte HDL und Triglyceride?

Einfache Antwort, auch wenn es zu einfach klingt. Die **genetisch korrekte Kost** mit wenig Kohlenhydraten und reichlich gesättigten Fettsäuren. Das ist bewiesen in über 15 klinischen Studien von Volek und Phinney, u.a. in der im Jahr 2008 durchgeführten Studie an 322 übergewichtigen Israelis (vgl. [S3F], [S40]). Diese 322 Männer wurden in drei Gruppen aufgeteilt:

- Eine Gruppe mit einer Diät mit wenig Fett.

- Eine Gruppe mit einer Diät mit wenig Kohlenhydraten und reich an gesättigten Fetten (genetisch korrekt).

- Eine Gruppe mit einer mediterranen Diät (der Auslöser für diese Studie).

Das Ergebnis dieser Studie war eindeutig. Die Diät mit wenig Fett hat am wenigsten Erfolg gebracht beim Thema Gewichtsabnahme und Blutwerte.

Das beste Ergebnis lieferte die Gruppe, die sich mit wenigen Kohlenhydraten (LCHF) ernährte. Es war die einzige Gruppe, bei der alle 11 Entzündungswerte gefallen waren, wo sich die Werte für Cholesterin (Triglyceride und HDL) stark verbessert haben und wo die größte Gewichtsabnahme zu verzeichnen war. Das sind die wahren Risikofaktoren für eine KHK.

Kapitel 11: Cholesterin

Zusammenfassung zu Cholesterin

- Die Messung des Gesamtcholesterins bis 300 mg/dL wie auch LDL hat keine Aussagekraft zur KHK. Ausnahmen sind sehr seltene bzw. angeborene Stoffwechselstörungen mit deutlich zu hohen Cholesterinwerten von über 300 md/dL bei einer noch „normalen" Kost. Bei einer ketogenen Diät kann auch das vollkommen normal sein.
- HDL muss hoch sein. Hohe HDL-Werte reduzieren das Risiko von KHK.
- Triglyceride sollten niedrig sein. Sie korrelieren sehr gut mit KHK. Triglyceride steigen vor allem durch den Verzehr von Zucker und Kohlenhydraten. Und sie ahnen es: Sie fallen mit der genetisch korrekten Kost (vgl. [S4C], [S40]).
- HDL steigt und Triglyceride fallen mit einer Ernährung reich an gesättigten Fetten in Verbindung mit Low Carb.
- HDL fällt bei einer Ernährung reich an Kohlenhydraten, arm an gesättigten Fetten (aktuelle Empfehlung der DGE und in Amerika der FDA).
- Triglyceride steigen stark an bei einer kohlenhydratreichen Ernährung (aktuelle Empfehlung der DGE und FDA).
- HDL wird reduziert durch Endotoxine (vgl. [30], Seite 125), d. h. durch eine schlechte Darmflora.
- Ein guter **Messwert für KHK** ist der Quotient:

    Triglyceride / HDL

    Dieser sollte einen Wert kleiner oder gleich eins haben. Nach der Umstellung auf LC mit vielen tierischen Fetten liegt der Wert bei mir und meiner Frau bei 0,5 (40/80).

Ich frage Sie an dieser Stelle erneut: Ist es nicht vollkommen logisch, sich genetisch korrekt und mit reichlich gesättigten Fettsäuren (aus tierischer

Quelle) zu ernähren? So haben wir uns **3 Millionen Jahre** lang ernährt. Es gab keine Chemiewerke, die aus Pflanzen Öle gewannen. Öle, die nicht haltbar sind und erst einmal chemisch weiterverarbeitet werden müssen, damit sie überhaupt „schmecken" und einigermaßen haltbar sind.

Was man jetzt noch wissen muss: Die **Pflanzenölindustrie** hat die maßgeblichen Vereine (wie z. B. die amerikanische Herzvereinigung AHA) großzügig **finanziell „unterstützt"** bei der Suche nach den Gründen für KHK. Für mich wurde nach dieser Information alles klar.

Und jetzt?

Ich kann nicht verstehen, dass sich im Jahr 2019, trotz Studienlage, kaum etwas geändert hat. Die Empfehlungen der AHA und DGE bleiben nach meiner Einschätzung zurück auf einem Niveau von 1960 und beruhen auf einer inzwischen widerlegten epidemiologischen Studie. Das ist falsch und meiner Meinung nach sogar grob fahrlässig. Insbesondere die DGE, die 90 % staatlich finanziert ist, sollte sich hier endlich der Wissenschaft zuwenden und die Studienlage zur Kenntnis nehmen:

A. Keys lag falsch mit seiner schlichten Idee: Fett führt zur KHK.

Es sind die Kohlenhydrate! Und ganz voran der Zucker außerhalb der Frucht!

Im Laufe meiner Recherchen lässt mich der Eindruck nicht los, dass A. Keys selbstverliebt gegenüber seiner eigenen Idee war. So hat er widersprüchliche Studienergebnisse ignoriert, anstatt, wie es in der Wissenschaft üblich sein sollte, seine eigene Idee zu hinterfragen. Für mich ist dies ein schweres Verbrechen an der Menschheit und an der guten Arbeit der Wissenschaftler, die sich über diesen Zeitraum gegen den Mainstream gestemmt haben, um den wahren Grund für die KHK zu erforschen. Und das ohne Unterstützung dieser Vereinigungen! Diese Forscher wurden nicht nur nicht unterstützt, nein sie wurden auch heftig attackiert und als Scharlatane abgetan. Hier zu nennen sind vor allem Robert Atkins und John Yudkin. Aber auch Stephen Phinney, Robert Lustig wie auch Ulrich Strunz.

Kapitel 11: Cholesterin

Anekdoten

- Seit **1863** weiß man, dass eine Ernährung mit wenig Kohlenhydrate funktioniert. Ein englischer Bestatter namens William Banting hatte diese Ernährungsweise von seinem Arzt empfohlen bekommen. Banting war übergewichtig und litt an vielen uns heute bekannten Erkrankungen. Sein Arzt hatte beobachtet, dass in Frankreich Kohlenhydrate zur Mast verwendet werden. Er folgerte, dass das Weglassen dieser zum Abnehmen führen würde. Banting nahm 25 Kilo ab und erfreute sich bester Gesundheit. Daraufhin schrieb er ein Buch, welches die heute weit diskutierte, weil wirksame, Ernährung mit wenig Kohlenhydraten (LCHF) oder einfacher, die genetisch korrekte Form der Ernährung, beschreibt.

- Seit **1920** weiß man, auf Basis vieler Forschungen von deutschen Wissenschaftlern, dass es einen **hormonellen** Zusammenhang beim Entstehen von Übergewicht gibt und das das Fett nicht schuld ist.

- Italienische Männer essen 1990 verglichen mit 1960, **10 mal mehr Fleisch**. Herzerkrankungen hingegen sind gefallen und sie werden im Durchschnitt 10 cm größer.

- 1970 fragte ein amerikanischer Gegenspieler von A. Keys: „Wieso soll man die amerikanische Ernährungsweise ändern, wo die amerikanischen Männer zu den größten und gesündesten der Welt gehören?" Die Antwort der Regierung von damals war: „Was soll schon passieren...".

- Gary Taubes (wissenschaftlicher Journalist) wurde nach seiner Rede vor tausenden von Ernährungswissenschaftlern gefragt: „Darf man Sie fragen, ob in Ihrer Rede die ganze Zeit der Unterton mitschwingt, dass Sie meinen, wir wären alles Idioten?". Er schrieb anschließend in seinem Blog: „Eine sehr berechtigte Frage."

- Nina Teichholz hat 2015 eine Veröffentlichung im BMJ (British Medical Journal) durchbekommen, aus der hervorgeht, dass die Empfehlungen zur Ernährung keine wissenschaftliche Grundlage haben (vgl. [SC2]).

Kapitel 11: Cholesterin

Funktionen von Cholesterin

Zum Abschluss noch ein paar wichtige Funktionen von Cholesterin im menschlichen Körper. Ohne Cholesterin würden wir sehr bald sterben:

- Cholesterin ist Bestandteil aller Zellmembranen.
- Cholesterin wird benötigt bei der Reparatur von Gefäßen.
- Aus Cholesterin wird Gallensäure gebildet.
- Aus Cholesterin werden u. a. folgende Hormone gebildet: Testosteron, Östradiol und Progesteron sowie Cortisol und Aldosteron.
- Cholesterin ist sehr wichtig für das Gehirn (vgl. [9]).
- Cholesterin wirkt als Antioxidans, weshalb es bei Sport und/oder einer Schwermetallbelastung steigt (vgl. [1], Seite 298).
- Cholesterin ist die Basis zur Bildung von Vitamin D.
- Zu niedrige Cholesterinwerte (unter 180 mg/dl) erhöhen das Risiko, einen Schlaganfall zu bekommen (vgl. [S41]).
- Zu niedrige Cholesterinwerte (unter 190 mg/dl) erhöhen das Risiko für Dickdarmkrebs (vgl. [S47], [30], Seite 94).
- Der Mensch bildet täglich ca. 1400 mg Cholesterin in der Leber. Ja, der Wert wird kleiner, wenn man kein Fett isst. Dann geht auch der Wert für LDL runter. Aber das macht überhaupt keinen Sinn! Es ist der falsche Messwert, wie ich hier in diesem Kapitel hoffentlich ausführlich dargestellt habe.

Jason Fung sagt in einem Interview abschließend zum Thema Cholesterin: „Cholesterin zu senken ist ungefähr so sinnvoll wie Krankenwagen zu verbieten. Denn es ist offensichtlich, dass Krankenwagen und Unfälle eng zusammengehören, da man sie immer an Unfallorten sieht."

Kapitel 11: Cholesterin

Hohe LDL Werte nach Umstellung?

Dieses Kapitel fällt in die Kategorie, dass Biochemiebücher im Hinblick auf LCHF/Keto neu geschrieben werden müssen.

In diesem Fall verändert sich bei einer gewissen Anzahl von Menschen beim Umstieg auf eine genetisch korrekte Ernährung der LDL-Wert. Er steigt stark an. Vor allem bei Personen, die LCHF hin zu einer ketogenen Ernährung sehr konsequent umsetzen und die einen sehr niedrigen Körperfettanteil haben. Dabei erreichen sie Gesamtcholesterinwerte von 400 bis 500 mg/dl. Da bekommt man selbst wie auch der Arzt eine gewisse Unruhe.

Das scheint vollkommen normal zu sein. Die Leber bildet beim Umstieg auf eine genetisch korrekte Ernährung LDL-Rezeptoren zurück. Zudem zeigte sich bereits in einer Studie 1990 an fastenden Patienten, dass die Leber im Rahmen des Fastens deutlich mehr LDL (reich an Cholesterin) produziert und deutlich weniger VLDL (reich an Triglyceride). Zudem scheidet der Körper mehr LDL durch den Stuhlgang aus. Es hat somit den Anschein, dass der Körper den Fettstoffwechsel umstellt und man andere Werte für LDL, HDL und Triglyceride erwarten muss.

Die NHANES (National Health and Nutrition Examination Survey) Studie belegt, dass die Hundertjährigen das Tripel aufzeigen: **hohes LDL, hohes HDL und niedrige Triglyceride**. Vor allem der letzte Punkt ist wichtig!

Es wird auch auf dem Kongress LowCarb DownUnder dringend angeraten, dass es Studien zu diesem Thema geben muss, die es bislang noch nicht gibt. Aktuell führt der amerikanische Softwareentwickler Dave Feldmann eine wissenschaftliche Studie zu diesem Thema durch, da er sich dem Thema angenommen hat. Von ihm bekommen Sie 2019 die besten Informationen. Er ist selbst auch so ein „Hyperresponder".

Kapitel 11: Cholesterin

Eigene Erfahrung:

Im Rahmen der genetisch korrekten Ernährung blieben bei mir und meiner Frau die Werte für LDL unverändert. Wir haben aber auch keine ketogene Ernährung über Wochen oder Monate umgesetzt, sondern immer mal Süßkartoffeln, rote Beete, Pastinake, Obst, Bohnen oder andere gesunde Kohlenhydrate weiterhin im Speiseplan gehabt. Und wir haben keinen Körperfettanteil von unter 10%. Jedenfalls noch nicht: ich arbeite daran! Nur könnte das ein Grund sein, warum unsere LDL-Werte stabil geblieben sind. Und es zählt nicht jeder zu dieser Gruppe der sogenannten „Hyperresponder".

Kapitel 11: Cholesterin

„Investieren Sie Ihre Zeit in der Küche. So verhindern Sie, dass Sie Ihre Zeit auf der Intensivstation investieren müssen."

– *Russell Jaffe*

Kapitel 12: Nahrungsergänzung

In diesem Kapitel gebe ich einen kurzen Überblick über die Nahrungsergänzungsmittel, die man im Rahmen einer Selbstoptimierung täglich zu sich nehmen sollte. Die Empfehlung gilt für Erwachsene.

Tabelle mit den NEMS für jeden Tag (Basis)

Name	Dosierung am Tag	Wichtige Bemerkung zum Wirkstoff
Vitamin B-Komplex	<ul><li>Thiamin (Vit. B1) 2-100 mg</li><li>Riboflavin (Vit. B2) 3-15 mg</li><li>Niacinamid (Vit. B3) 30-100 mg</li><li>Pantothensäure (Vit. B5) 110-00 mg</li><li>Vitamin B6 3-20 mg</li><li>Biotin (Vit. B7) 150-400 mcg</li><li>Methylfolat (Vit. B9) 400 mcg</li><li>Methylcobalamin (Vit. B12) 2-400 mcg</li></ul>	Kein einzelner Stoff, sondern ein Komplex von Vitaminen. In allen von mir durchgearbeiteten Büchern wird dringend empfohlen, die B-Vitamine nicht einzeln, sondern als Verbund zu nehmen. Daher empfehle ich das auch. Von PureEncapsulations gibt es den B-Komplex Plus, der „zufällig" die Dosierung aufweist, die für die ersten Monate sinnvoll sein kann. Von Vitality gibt es ein gutes Produkt für jeden Tag. Worauf muss man bei den B's achten, wenn Sie was anderes nehmen möchten? B12 sollte immer als Methylcobalamin genommen werden. B3 als Niacinamid, damit es nicht zum Flush-Effekt kommt. Nicht schlimm, aber unangenehm. Bei B9 bietet es sich an, dieses als Methylfolat zu nehmen.
Vitamin C	500 mg auf 3-4 Portionen	Je Mahlzeit kann der Körper

Kapitel 12: Nahrungsergänzung

		am Tag verteilt.	nur ca. 300 mg aufnehmen (vgl. [1D]). Ich benutze eine Kapsel, die Vitamin C aus einer natürlichen Bio-Quelle (Amalaki) besitzt (300 mg Vitamin C) und nehme die zum Frühstück. Zum Mittag und Abendessen nehme ich natürliches Vitamin C von der Acerolakirsche (je 100 mg).
Omega-3 in Form von EPA/DHA	2,8 g (vgl. [46])		Hier dringend darauf achten, dass der Hersteller nachweist, dass es keine Schwermetalle enthält. Leider haben wir unsere Meere verseucht, sodass insbesondere größere Fische, die hier u. a. verarbeitet werden, mit Schwermetallen belastet sind. Es ist nicht einfach, Schwermetalle wieder loszuwerden, wenn die sich einmal angereichert haben (vgl. [4D].
Vitamin E	400 I.E.		Vitamin E ist ein fettlösliches Vitamin (bzw. ein Vitaminverbund verschiedener Stoffe, sogenannter Tocopherole), welches der Körper aber über den Urin - bei zuviel - ausscheiden kann. Aber um auf eine solche Aufnahme zu kommen, müsste man täglich mehrere Liter Olivenöl trinken, was natürlich nicht geht und auch nicht gesund wäre.

Kapitel 12: Nahrungsergänzung

Vitamin D / Calciferol	1000-1500 IE je 25 kg Körpergewicht. Im Sommer weniger, wenn man Sonne genießt.	Auf keinen Fall D3 in einer anderen Form als Calciferol einnehmen! Da man sich hier, wie bei Vitamin A, vergiften kann. Somit immer und ausschließlich Calciferol nehmen in der angemessenen Dosierung (1000 bis 1500 IE auf je 25 kg Körpergewicht). Und nach 3 Monaten messen lassen.
Vitamin K2	100-200 mcg	K2 gibt es mit Calciferol in einer Kapsel. Ohne K2 kann der Körper das Calcium nicht in die Knochen einlagern. Man kann dadurch einen zu hohen Calciumspiegel im Blut bekommen. Das kann gefährliche Calciumablagerungen in den Gefäßen verursachen.
Jod	400-600 mcg	Essentiell für die Schilddrüse wie auch **alle anderen Zellen** im Körper (siehe Kapitel zu Jod). Kommt in Deutschland nur in „Meeresfrüchten" vor.
Selen	200 mcg	Essentiell für die Schilddrüse wie auch diverse Entgiftungsenzyme. Man sollte Selen 30min getrennt von Vitamin C einnehmen und als Selenit (vgl. [1]).
Vitamin A, am besten als	3000 IE Männer, 2500 IE Frauen bis maximal	Das ist, neben Vitamin D, der zweite Vitalstoff, bei dem man

Kapitel 12: Nahrungsergänzung

Beta-Carotin nehmen	10.000 IE.	aufpassen muss. **Vitamin A ist fettlöslich und kann nicht über den Urin abgebaut werden.** D. h. dass man diesen Wert im Blut kontrollieren muss. Das ist besonders wichtig, wenn man Calciferol zum Erhöhen von Vitamin D einnimmt! Ggf. ist der Bedarf höher als 3000 I.E..
Aminosäuren / Eiweiß	Ca. 1 g pro kg Körpergewicht	Wichtig für die Bildung von Hormonen, Immunsystem, Muskeln, Knochen, ... Es gibt eine Vielzahl an guten Bioprodukten aus Kuhmolke (Whey). Ich bevorzuge gute (weil natürliche) Quellen in Form von **Ei**, Linsen, Bohnen, **Fleisch**. Tartare französisch zubereitet ist so eine Quelle.

Eigene Erfahrung zu Vitamin A und D:

Ich habe zunächst die empfohlen 3.000 IE eingenommen. Durch das Optimieren meines Vitamin-D Spiegels im Blut war Vitamin A stark gefallen. Ich hatte zunächst 10.000 IE und dann 20.000 IE für ca. 10 Wochen eingenommen und danach jeweils per Blutanalyse kontrolliert. Dann bin ich wieder auf 10.000 IE runtergegangen, da Vitamin A nun gut vorliegt. Es ist aber sehr individuell, denn meine Frau benötigt wesentlich geringere Mengen für die gleichen optimalen Blutwerte.

Kapitel 12: Nahrungsergänzung

Hersteller für die Basis-NEMs

Ich möchte Ihnen einen Anhaltspunkt geben, mit welchen Produkten man die Basis abdecken kann. Nochmal der Hinweis: Ich habe mit diesen Firmen keinen Vertrag. Ich benutze die Produkte lediglich selbst:

- Pure Encapsulations B-Komplex Plus Kapseln
- Vitality Vitamin B Complex
- Vitality Amla Vitamin C (bio) Kapseln, 300 mg
- Vitality Acerola Vitamin C (bio) Kapseln, 100 mg
- VFit4Ever Fischöl Omega-3 Kapseln, 300 mg
- Greenfood natürliches Vitamin E 400 I.E. Kapseln
- Nature Love Vitamin D Tropfen, 1000 I.E. je Tropfen
- InnoNature Vitamin K2 Tropfen, 20 mcg je Tropfen
- Greenfood Jod 150 oder 300 mcg Kapseln
- FürstenMED Selen 200 mcg Kapseln
- Edubily Vitamin A Tropfen, 400 I.E. je Tropfen oder
- Vitamin A von Vitabay oder Vitality, 10.000 IE in Kapselform
- Coenzym Q10 Ubiquinon von FeelNutrition
- Taurin, L-Glutamin und Glycin von Fair & Pure
- Bioland/Demeter Eier und Bioland Schinken als gute Erstversorgung für Aminosäuren allgemein, Cholin, einfach ungesättigte Fette, Cholesterin, Salz, usw..
- Hauer Naturprodukte (z B. für Algen)

Kapitel 12: Nahrungsergänzung

Tabelle mit Wirkstoffen zum Ausgleich von Mineraliendefiziten

Es empfiehlt sich, die Mineralien zweimal im Jahr im Vollblut prüfen zu lassen, so lange man sein Leben umstellt. Nachdem man seinen neuen Rhythmus gefunden hat, reicht es, einmal im Jahr die Mineralien im Vollblut prüfen zu lassen und ggf. ein wenig gegenzusteuern. Auf jeden Fall sollte man dringend vor der Einnahme eines Minerals oder Spurenelements einmal die Mineralien im **Vollblut** messen lassen.

Name	Max. Dosierung am Tag	Wichtige Bemerkung zum Wirkstoff
Mangan (Ma)	maximal 4 mg	Mangan ist im Stoffwechsel der Mitochondrien essentiell beteiligt. In Berlin z. B. ist das Wasser reich an Mangan, sodass man Mangan nicht einnehmen muss!
Magnesium (Mg)	300-1000 mg	Je Mahlzeit kann der Körper nur ca. 100 mg aufnehmen bzw. 35 %, wenn denn der Darm gesund ist. Ich nehme aktuell zum Ausgleich des Defizits 2-3 Mal 300 mg Kapseln. Zusätzlich kann man Magnesiumcitrat als Pulver z. B. in eine Wasserflasche dosieren, die Sie über den Tag trinken. Empfehlenswert ist, verschiedene Verbindungen auszuprobieren, da nicht jeder Mg-Citrat verträgt. Man bekommt von PureEncapsulations auf die Verbindungsart als Chelat: Mg-Gylcinat.
Selen (Se)	200-400 mcg	Wir haben in Deutschland selenarme Böden. Wenn man auf Low Carb

Kapitel 12: Nahrungsergänzung

		umstellt und viele Kokosnüsse isst, dann wird man kein Selen als NEM zusätzlich brauchen. Kokosnüsse enthalten viel Selen.
Zink (Zn)	15-90 mg	Dieser Vitalstoff ist an über 200 Enzymreaktionen im Körper beteiligt. Es ist extrem wichtig, hier einen guten Spiegel im Körper zu haben. Bei einer Einnahme sollte das Verhältnis Kupfer zu Zink 1:10 sein. Wichtig: **Man muss Kupfer und Zink mindestens 6 Stunden zeitversetzt einnehmen.**
Kupfer (Cu)	1-5 mg	Wichtig fürs Bindegewebe und u. a. das Enzym Diaminoxidase, d. h. zur Vermeidung einer Histaminintoleranz. Verhältnis der Einnahme von Kupfer zu Zink sollte langfristig 1:10 sein. Wichtig: Man muss Kupfer und Zink mindestens 6 Stunden zeitversetzt einnehmen, da sie das gleiche Transporteiweiß benutzen.
Molybdän	50-100 mcg	Wichtig für den Alkoholabbau, den Harnstoffzyklus und für den Kariesschutz. Nur wenn Molybdän vorliegt, kann der Zahn Fluor einlagern.
Bor	3 mg	Reduziert die renale Ausscheidung von Magnesium und Calcium. Aber Vorsicht: Eng kontrollieren. Wird schnell giftig und kann die Nieren schädigen (siehe [4D]).

Kapitel 12: Nahrungsergänzung

Eine beispielhafte Preisrechnung für eine gute Nahrungsergänzung

Hier eine Tabelle, in der ich die Einnahmevorschläge aus dem Basic-Programm ausrechne, um aufzuzeigen, was man pro erwachsene Person im Monat ausgeben muss, um sich in Deutschland gut mit Vitaminen und den in der Nahrung fehlenden Spurenelementen zu versorgen, eine ausgewogene bzw. „genetisch korrekte" Ernährung vorausgesetzt.

Name des NEMs	Einname pro Tag	Monatsmenge	Preis pro Packung	Kosten pro Monat
B-Komplex (Vitality)	1	30	13,- (60)	6,50
Vitamin C Bio-Amla 300 mg (Vitality)	1 (mo)	30	22,- (60)	11,-
Vitamin C Bio Acerola 100 mg (Vitality)	2 (mi+ab)	60	22,-(120)	11,-
Omega-3 Vit4Ever (180 EPA, 120 DHA)	8 (mo+mi)	240	17,- (360)	11,-
Vitamin E 400 I.E. Greenfood	1	30	30,- (240)	4,-
Vitamin D Tropfen (1 Tropfen je 20 kg Körpergewicht)	2-6	ca. 250	18,- (1700)	3,-
Vitamin K2 Tropfen	5	150	25,- (1250)	3,-
Jod 300 mcg (greenfood)	1-2	60	12,- (180)	4,-
Vitamin A Vitabay 10.000 IE	1	30	12,- (120)	3,-
Kupfer (fairvital) 2 mg (morgens)	1 (mo)	30	10,- (100)	3,-
Zinkbysglicinat 25 mg Wehle (abends)	1 (ab)	30	15,- (180)	2,50
Magnesiumglycinat Pulver	2,5 g	150g	16,-	12,-

Kapitel 12: Nahrungsergänzung

(Vitality)	mo+2,5 g mi		(200 g)	
Natriumselenit 200 mg vor dem Frühstück getrennt vom Vitamin C	1	30	15,- (180)	2,50
Q10 (ab 35 Jahren) 120 mg	1	30	40 (120)	10,-
Taurin	2 (mo+ab)	60	20 (180)	6,-
Summe aller NEMs Basic-Programm (gerundet)				ca. 90,- Euro

Man kann sich also fragen: Ist man sich ca. **90,- Euro im Monat** wert, um einen guten Schutz vor Erkältungskrankheiten, aber besonders vor schweren Erkrankungen wie Herzinfarkt, Krebs und Autoimmunerkrankungen zu haben. Ich erwähne auch Kupfer, Magnesium und Zink, da in vielen Büchern stand, dass es einen generellen Mangel bei vielen Patienten gibt und um aufzuzeigen, dass Mineralien nicht wirklich teuer sind.

Es ist auf jeden Fall anzuraten, einmal seinen Mineralienstatus im **Vollblut messen** zu lassen, ob die Ernährung bis zum heutigen Tag einen Mangel „produziert" hat oder nicht, bevor man Mineralien oder Spurenelemente einnimmt. Diesen Test auf Mineralien sollte man einmal im Jahr durchführen lassen, um die Einnahme anzupassen.

Man kann hier natürlich auch noch ein wenig sparen, indem man das recht teure Amla-Produkt, welches bei Vitality aus biologisch angebauten Amla-Früchten hergestellt wird, einfach tauscht gegen ein günstigeres Produkt. Neben dem Vitamin C sind hier auch viele sekundären Pflanzenstoffe drin enthalten. Bei Omega-3 würde ich jedoch nicht sparen, da die günstigeren Produkte in der Regel nicht diese hohe Qualität bzw. Menge an EPA/DHA enthalten und kein Zertifikat mitliefern, dass das Produkt frei von Schwermetallen ist.

Kapitel 12: Nahrungsergänzung

Nahrungsergänzungsmittel, bitte beachten!

Prinzipiell kann man bei Nahrungsergänzungsmitteln (NEM) nicht viel falsch machen, jedenfalls nicht im Ansatz so viel wie bei Arzneimitteln. Es gibt jedoch ein paar wichtige Regeln, die ich gelernt habe, seit dem ich mich mit NEM beschäftigte, die ich in diesem Kapitel darstellen möchte.

Magnesiumstearat

Magnesiumstearat wird aus Stearinsäure gewonnen. Auch wenn Magnesium und Stearinsäure in vielen Pflanzen vorkommen, ist Magnesiumstearat hingegen **kein natürlicher Stoff**. Es wird im Labor durch eine chemische Reaktion von pflanzlichen und tierischen Fetten hergestellt. Häufig werden hier Soja-, Raps- und auch Maisöl verwendet. Dabei ist der Einsatz von **gentechnisch manipulierten und mit Pestiziden behandelten Organismen** kein seltener Fall.

Der Vorteil von Magnesiumstearat in der Produktion ist, dass die Maschinen beim Befüllen der Kapseln nicht verkleben. Normalerweise bleiben beim Abfüllen stets Reste in den Maschinenteilen, wodurch die Anlagen öfter gesäubert werden müssen und der Verschließ höher ist.

Magnesiumstearat verändert die Struktur des Naturheilmittels, indem es Klumpen auflöst und der Wirkstoff allgemein fließfähiger wird. Eine naturbelassene Produktion ist daher um einiges teurer und wird von den meisten Herstellern aus rein wirtschaftlichen Gründen abgelehnt.

Fakt ist:

Die natürlichen Stoffe Magnesium und Stearinsäure haben getrennt gänzlich andere Wirkungen als das chemisch hergestellte Magnesiumstearat. Daher ist das Argument, man würde das ohnehin oft und viel auf natürlichem Wege konsumieren, schlichtweg falsch.

Ich persönlich meide diesen Stoff, da es keine aussagekräftigen Untersuchungen dazu gibt, jedoch der begründete Verdacht besteht, er kann die eigentliche Aufnahme des Wirkstoffs, z. B. Kupfer oder die wertvollen B-Vitamine, behindern.

Kapitel 12: Nahrungsergänzung

Vitamin A

Vitamin A ist, neben Vitamin D, das einzige Vitamin, bei dem man vorsichtig sein muss. Hier kann man sich durch zu hohe Einnahmen **vergiften**! Frauen, die ein Kind bekommen möchten oder bereits schwanger sind, sollten hier extrem vorsichtig sein. Schwangeren wird empfohlen, keine Leber zu essen, da der Körper von Säugetieren in der Leber Vitamin A speichert.

Was man jedoch auch wissen muss: Wenn man Vitamin D nimmt, muss man Vitamin A dazu nehmen bzw. eng überwachen. Denn eine (oftmals empfohlene) **hohe Dosis von Vitamin D verbraucht A und umgekehrt**. Diese beiden Vitamine verhindern sozusagen gegenseitig eine Vergiftung (vgl. [S5F]).

Tipp 1: Vitamin A niedrig dosieren (3000 I.E) und täglich 1-2 Möhren essen und somit viel Beta-Carotin zu sich nehmen. Daraus stellt der Körper Vitamin A her, sofern die Leber gesund ist, und alle weiteren Ausgangsstoffe vorliegen. Aber man sollte auch nicht zu sehr auf Beta-Carotin vertrauen, denn nicht jeder kann es gut umwandeln. Man sollte nach ein paar Monaten dringend **messen**, ob und wie gut der Körper die Stoffe aufnimmt.

Tipp 2: Vitamin A und D regelmäßig prüfen, wenn man diese Vitamine einnimmt. Ich hatte trotz der Einnahme von Vitamin A einen niedrigen Spiegel, da ich Vitamin D auf einem guten Level von 100 mmol/l halte. Vor der Einnahme von Vitamin D hatte ich einen deutlich besseren Wert für Vitamin A! Meine Erfahrung deckt sich somit mit der Studie [S5F].

Kupfer, Mangan und Zink

Kupfer und Mangan dürfen nicht gemeinsam mit Zink genommen werden, da sie das gleiche Transportsystem (Transporteiweiß) benutzen (vgl. [0], Seite 239). Das erreicht man, indem man Kupfer und Mangan morgens, Zink abends zu sich nimmt.

Das Verhältnis, in dem man Kupfer und Zink einnehmen sollte, beträgt 1:10, z. B. 1 mg Kupfer und 10 mg Zink.

Kapitel 12: Nahrungsergänzung

Zu viel Molybdän mindert den Kupferspiegel

Wenn man zu viel Molybdän zu sich nimmt, kann darunter der Kupferspiegel leiden. Eine zu hohe Konzentration von Molybdän verhindert die Aufnahme (Resorption) von Kupfer.

Verbindungsart

Wenn wir uns ein NEM bestellen, wie z. B. Kupfer, so wird man feststellen, dass das keine roten oder rötlichen Pastillen sind. Wir nehmen Kupfer nicht direkt und ungebunden zu uns. Das wäre wahrscheinlich auch nicht schlau.

Im Körper werden alle Metalle an Transporteiweiße gebunden. So transportiert der Körper Eisen mittels Transferrin. Transferrin bringt das Eisen ins Knochenmark zur Bildung roter Blutkörperchen.

Zur Herstellung von NEM stehen den Produzenten nun mehrere Möglichkeiten zur Verfügung. Aus Sicht von Ulrich Strunz und dem Burgerstein Team sollte man möglichst organische Verbindungen wählen, da der Körper diese besser verwerten kann. Das bedeutet, das Metall sollte gebunden sein an:

- Citrat
- Orotat
- Gluconat
- Chelat-Verbindungen

Das ist auch eine organische Verbindung, bei der durch zwei Aminosäuren das Element transportiert/verbunden wird. Eine Technik, die auch beim Ausleiten von Schwermetallen eine Rolle spielt. Häufig wird hier die Aminosäure Glycin benutzt und der Stoff heißt dann z. B. Magnesiumglycinat.

Man muss hier ausprobieren, welche Verbindung am besten verträglich ist und gut aufgenommen wird.

Kapitel 12: Nahrungsergänzung

B-Komplex

In den von mir durchgearbeiteten Büchern wird dringend empfohlen, die B-Vitamine nicht einzeln, sondern als Verbund zu nehmen. Von der Firma PureEncapsulations gibt es den *B-Komplex Plus*, den ich an dieser Stelle empfehlen möchte. Er deckt sehr gut den Bedarf, den Ulrich Strunz wie auch Linus Pauling vorgeben (vgl. [B]). Mit diesem NEM brauchen Sie sich bezüglich der B-Vitamine keine Gedanken mehr machen, insbesondere wenn man aus einer sekundären Mitochondriopathie herauskommen muss. Wenn man kerngesund ist, reicht sehr wahrscheinlich das nur halb so teure Mittel von VitaminExpress aus. Da alle B-Vitamine wasserlöslich sind, kann man sich mit B-Vitaminen nicht vergiften. Der Körper scheidet ein zu viel mit dem Urin aus. Ein Arzt schrieb einmal zu B12: Die einzige Chance, eine Maus mit B12 zu töten ist, sie darin zu ertränken.
Aber:
Von Stasha Gominak (Neurologin) habe ich erfahren, dass man durchaus Probleme mit einer Überdosierung von B-Vitaminen in Form von Gelenkschmerzen bekommen kann. Das passiert vor allem, nachdem der Körper sich durch gesunden Schlaf und NEMs geheilt hat. Gominak hat bei Ihren Patienten bemerkt, dass diese aufgrund einer anfänglich notwendigen hohen Dosis (B100, d. h. viele B-Vitamine in der Dosis 100mg) inklusive guter Vitamin D Werte zunächst eine deutliche Besserung bemerken konnten. Doch nach einigen Monaten bekamen einige Patienten Gelenkschmerzen, was nach dem Absetzen des hohen B-Komplexes und der Gabe eines niedrigeren Mittels binnen zwei Tagen besser wurde. Frau Gominak bemerkte, dass diese Patienten in der Nacht nicht mehr korrekt paralysierten, d. h. sich plötzlich stark bewegten, was durch das Absetzen des starken B-Komplexes verschwand und in den ersten Monaten auch nicht auftrat. Da diese Gelenke sich nicht korrekt in der Nacht reparieren konnten, kam es zu Schmerzen.

Sonne und Vitamin D, aber bitte mit K2

Eine Ärztin sagte mal zu mir: Wenn Sie 5-15 Minuten am Tag unter freien Himmel nach Hause gehen, produzieren Sie genug Vitamin D. Falsch. Insbesondere ab Mitte September total falsch. Denn ab diesem Zeitpunkt bis Mitte April steht die Sonne in Deutschland in so einem schlechten Winkel, dass wir uns keine Bräune mehr holen und somit auch kein Vitamin D herstellen. Ein Solarium ist absolut untersagt, somit bleibt nur die Aufnahme über die Nahrung.

Wer sich den Luxus gönnen kann, mehrfach die Woche frischen Lachs aus biologischer Zucht oder Freifang zuzubereiten, der muss sich auch weniger Gedanken machen. Am Ende ist es jedoch total einfach: Den Wert 1,25-Calcitriol messen lassen.

Ich esse wenig Fisch wegen der Schwermetallbelastung, sodass ich nach Jörg Spitz (vgl. [10]) einfach die 1000 I.E. pro 25 kg Körpergewicht einnehme.

Damit man jedoch keine Calcium-Überschuss im Blut bekommt, denn durch Vitamin D wird die Aufnahme vom Calcium aus der Nahrung verbessert, muss man Vitamin K2 einnehmen. Nur mit Vitamin K2, was in Nahrungsmitteln kaum vorhanden ist, lagert der Körper das Calcium in die Knochen ein.

Cholin ist wichtig bei LCHF!

Da man im Rahmen dieser Ernährungs- und Lebensänderung tendenziell viel mehr gesundes Fett isst und sich mehr bewegt, ggf. sogar wie ich anfängt, mehrmals die Woche 10 bis 15 KM zu laufen, ist Cholin ein Unterkapitel wert!

Cholin kann der Körper in geringer Menge selbst herstellen. Für den Tagesbedarf sind wir jedoch auf die Nahrung angewiesen. Cholin findet sich primär in Eiern, Fleisch und Leber.

Warum ist Cholin so wichtig? Ich zähle mal auf, was bei Cholinmangel passiert:

- Es bildet sich eine **Fettleber**, da zum Abtransport von Fett Cholin benötigt wird.
- Es können sich Gallensteine bilden (vgl. [0], Seite 305).

Kapitel 12: Nahrungsergänzung

- In allen Zellmembranen ist Cholin verarbeitet. Die Zellmembranen werden schlechter und es kann vermehrt **CreatinKinase** austreten (messbar über den Blutwert „CK", auch „CK-NAC" genannt).
- Man bekommt **Erinnerungsdefizite**, wird **launisch**.
- Man bekommt **Muskelschmerzen**, hat eine schlechtere Muskelkontrolle.
- Es kann zu Muskel- und **DNA-Schäden** kommen (vgl. [0], S.302).
- Es kann zu **Müdigkeit** kommen (vgl. [SDD]).
- **Homocystein** kann erhöht sein.

Was verbraucht Cholin? Und jetzt wird es spannend:

- Ausdauersport (vgl. [SDF]).
- Fettabbau in der Leber.
- Alkoholabbau in der Leber.

Somit ein extrem wichtiges Thema für alle, die Ihr Leben ändern, mehr gesunde Fette essen und mehr Sport machen. Achten Sie auf den Wert „CK" im Blut (vgl. [SDE]); ab jetzt immer mitmessen. Die empfohlene Menge liegt bei 550 mg für Männer, 425 mg bei Frauen. Eine Cholinaufnahme von 3,5g am Tag gilt als obere Grenze (siehe [0], S.302). Und ich gehe davon aus, die empfohlene Menge nicht für denjenigen gilt, der drei- bis fünfmal die Woche joggen geht. Also bitte drauf achten.

Eigene Erfahrung:

Ich hatte in 2018 einen erhöhten Wert für CK, den ich nun nach einer Cholinkur korrigiert habe. In 2018 konnte ich mir diesen Blutwert nicht erklären. Jetzt verstehe ich ihn.

Und als Tipp aus den Studien: Vor dem Laufen eine Portion Lecithin einnehmen. Denn die Studie [SDF] zeigt, dass wenn 0,2 g/kg Körpergewicht Lecithin eingenommen wurde, der Cholinwert im Blut stabil blieb im Vergleich zur Placebogruppe, wo der Cholinspiegel um 16,9% gefallen war.

„Es darf nicht wieder 70 Jahre dauern, bis sich etwas in der Medizin ändert."

- Ken Berry

Kapitel 13: Meditation und Stressmanagement

In unserer heutigen sozialen Umgebung ist es unvermeidlich, mit stressigen Tagen umzugehen.

Ich möchte hier nur einige wenige Tipps geben, die helfen können:

- Mehrfach die Woche locker 30 Minuten Joggen gehen. Dadurch sinkt nachweislich der Cortisolspiegel.
- Jeden Abend vor dem Zubettgehen 10 Minuten meditieren.
- Klangschalenmusik zur Entspannung genießen.
- Klassische Musik zum Entspannen oder Meditieren hören.

Mir persönlich gelingt es nach einem Jahr immer noch nicht, das sogenannte „Affengeschnatter" oder „Monkeybrain" ruhig zu bekommen. Manchmal gelingt es für 5-10 Sekunden. Damit gemeint sind all die Gedanken, Bilder und Ideen, die man im Kopf hat beim Versuch, an Nichts zu denken (vgl. [C]).

Meditation tut trotzdem gut, um ruhiger ins Bett zu gehen. Ob es zudem hilft, den Cortisolspiegel zu drücken? Vielleicht. Es ist jedoch eine schöne Routine und Routinen sind wichtig im Leben.

Ein Tipp von Ulrich Strunz ist das Wiederholen eines Kunstwortes wie z. B. „Iamon". Die Buddhisten benutzen so was ja auch mit „Ohm". Für mich war zunächst einmal wichtig, Gedanken vorbeiziehen und Ruhe einkehren zu lassen. Aber wie schon festgestellt, ich arbeite noch dran.

Warum ist es so wichtig, einen gesunden und somit niedrigen Cortisolspiegel zu haben?

Eine Ausschüttung von Cortisol ist eine Stressreaktion des Körpers, die eigentlich dafür gedacht war, die nächsten Minuten im Kampf oder der Flucht zu überleben.

Kapitel 13: Meditation und Stressmanagement

Cortisol bewirkt:

- Muskelabbau, damit die Eiweiße für die Glukoneogenese der Leber zur Verfügung stehen.
- Calcium wird nicht weiter in die Knochen eingelagert, denn was macht das für einen Sinn, wenn man die nächsten 10 Minuten nicht überlebt.
- Der sich somit erhöhende Spiegel an Glukose ist für den „Turbo-Effekt" gedacht (siehe Kapitel Mitochondrien). Die Zellen können im anaeroben Bereich Energie aus Glukose herstellen und Glukose braucht auch in den Mitochondrien weniger Sauerstoff. Kurzfristig kann man so mehr Energie herstellen.
- Das Immunsystem wird temporär geschwächt. Das Eiweiß soll eben für die Glukoneogenese bereitstehen (vgl. [41], Seite 257).
- Stress verstärkt den Wachstum von Tumoren (vgl. [SAF]).

Das war in den letzten drei Millionen Jahren sicherlich ein sehr nützlicher Mechanismus. In der heutigen Zeit brauchen wir diesen Mechanismus bestenfalls im Leistungssport. Aber Vorsicht, denn wenn durch Leistungssport hohe Cortisolspiegel erreicht werden, kann das genau zum sogenannten Burnout (vgl. [35], Seite 123) führen. Das sollte man im Hinterkopf behalten, wenn man sportlich ehrgeizig zu viele zu harte Einheiten trainiert. Denn nach dem Kampf oder der Flucht kam die Entspannungsphase. Das bezeichnen wir heute mit Stressmanagement.

Tun wir das nicht, können wir hohe Cortisolspiegel im Blut messen. Es greift ständig der hier beschriebene Mechanismus. Man baut dann z. B. keine Muskeln auf und fragt sich: Warum?

Kapitel 13: Meditation und Stressmanagement

Was passiert noch bei chronischem Stress (vgl. [41], Seite 257):
- Ständiges Verlangen nach Salz
- Cortisol ist erhöht
- Testosteron ist niedrig
- Libido ist niedrig
- Erschöpfungssyndrom
- Leichte bis mittelschwere Depression
- Kein Freudengefühl mehr im Leben
- Kinderwunsch geht nicht in Erfüllung
- Es wird einem oft schwindelig, wenn man spontan aufsteht
- Diabetes
- Schilddrüsenprobleme
- schlechter Schlaf

„Messen, Wissen und Handeln.
Dann muss man nicht raten."

– *Niels Schulz-Ruthenberg*

Kapitel 14: Eigene Erfahrung in Laborwerten

Zum Abschluss des Buchs möchte ich Ihnen die Verbesserung meines körperlichen Zustands anhand von Laborwerten aufzeigen.

Somit hier ein paar Werte, die sich im Rahmen der Therapie und Umstellung der Ernährung deutlich verbessert haben:

Messwert	Vorher (2010-2016)	Aktuell (2019)
Leukozyten	3,8-4,2	6,0
LDH gesamt	242 U/l	144 U/l
LDH4	10,8 %	9 %
LDH5	10,3 %	4,7 %
Aluminium	19 mcg/l	kleiner 10 mcg/l
Quecksilber	0.9 mcg/l	<0,2 mcg/l
Harnsäure	6,0-6,8 mg/dl	4,3 md/dl
HDL	38-47 mg/dl	70-80 mg/dl
Triglyceride	70-98 mg/dl	44 mg/dl
LDL	115-125 mg/dl	115-125 mg/dl
Ox LDL	530 ng/ml	kleiner 200 ng/ml
Vitamin B12	186 pg/ml	800-2000 pg/ml
Vitamin B6	21,5 mcg/l	69 mcg/l
TSH	2,0-2,2	2,0-2,2
Gamma GT	20-24 U/l	12-14 U/l
Molybdän	0,2 mcg/l	0,6 mcg/l
MDA-LDL	55 U/l	31,2 U/l
M2PK	42,2 U/l	16,2 U/l

Kapitel 14: Eigene Erfahrung in Laborwerten

Was man bei den Werten nicht unter den Tisch fallen lassen darf ist: Ich hatte eine Belastung mit Schwermetallen. Die wurde von Ralf Heinrich (Thera Klinik Berlin) ausgeleitet. Diese Beschreibung findet sich in meinem Buch „Von Zucker, Blut und Brötchen" wieder (vgl. [4D]). Auch dadurch sind Werte wie oxidiertes LDL um ca. 70% gefallen. Aber vor allem sind dadurch die Schwermetalle aus dem Körper gekommen. Werte wie MDA-LDL, LDH1-5 oder Quecksilber sind leider alles Werte, die Ihr Hausarzt nicht mal in Betracht zieht, zu messen. Wahrscheinlich auch, weil er dann kein Pharmaprodukt hat, was er Ihnen verschreiben könnte, um den Wert in den Griff zu bekommen.

Doch viele Werte haben etwas mit einer korrekten Ernährung zu tun. Ich denke, das habe ich in dem Buch klar gemacht. So haben sich viele Werte erst nach erfolgreicher Umstellung des Essens und durch die Einnahme von Nahrungsergänzungsmitteln (NEM) gebessert. D. h. viele Werte haben keine direkte Verknüpfung mit dem Ausleiten von Schwermetallen, wie z. B. der früher schlechte HDL-, B12-, B6- oder Molybdän-Wert.

Homocystein z. B. bekommt man mit dem von mir empfohlen B-Komplex innerhalb von Wochen stark reduziert und somit in den Griff. Mein Wert ist innerhalb von 9 Monaten von 9,0 auf 6,5 gefallen. Auch der Harnsäurewert ist durch die Einnahme des B-Komplexes deutlich besser geworden. Homocystein ist auch ein indirekter Marker für einen schlechten B12-Wert.

Ohne im Blut zu messen hätte ich nicht gewusst, dass Homocystein bereits bedenklich hoch vorhanden ist.

Ohne zu messen hätte ich die Schwermetallbelastung nicht gesehen.

Ohne zu messen hätte ich die Dysbiose im Darm nicht feststellen und beheben können.

Ohne zu messen hätte ich den Mangel an B12, Mg, Cu, Molybdän, diversen Aminosäuren uvm. niemals gesehen und ausgleichen können. Ich hätte niemals gesunden können. Aber vor allem:

Ohne zu messen hätte ich niemals geglaubt, dass ich ein Problem habe!

Kapitel 15: Wichtige Links

Ich habe die Links vor dem Druck des Buchs im Jahr 2019 geprüft.

Links zu Laboren:

www.imd-berlin.de/labor.html

www.medivere.de/shop/index.php

www.labor-bayer.de

www.bioscientia.de

Mein Ausleitungsarzt Ralf Heinrich in Berlin:

www.theraklinik.de

Das Gesundheitsforum:

www.strunz.com

Informationen und Arztsuche für Schwermetalltests und Ausleitung:

www.metallausleitung.de

Bildungsfernsehen in Form von Interviews von Ärzten durch Mike Mutzel. Extrem empfehlenswert:

www.highintensityhealth.com

Der YouTube-Kanal „LowCarbDownUnder".

Der YouTube-Kanal von Peter Osborne.

Kapitel 16: Wichtige Studien

[S0] Risiken und Nutzen von Kupfer im Licht neuer Erkenntnisse zur Kupferhomöostase, Daniel López de Romana, Manuel Olivares, Ricardo Uauy, Magdalena Araya, 2010, DOI: 10.1016/j.jtemb.2010.11.004

[S1] US National Health and Nutrition Examination Survey III, 2013

[S2] Inhibition of Ascorbic Acid Transport in Human Neutrophils by Glucose, Washko, P. and M.J.Levine, 1992, PMID: 1429700

[S3] Studie in Heidelberg an 11.319 Patienten, 2008: Katharina Nimptsch, Sabine Rohrmann, and Jakob Linseisen, „Dietary intake of vitamin K and risk of prostate cancer in the Heidelberg cohort of the European Prospective Investigation into Cancer and Nutrition (EPIC-Heidelberg)"

[S4] How Humans Make Up For An 'Inborn' Vitamin C Deficiency, ScienceDaily, Cell Press, 21 March 2008.

[S5] Durchführung, Referenzbereiche und Interpretationd des DMPS-Tests, Dr. Wolfgang Bayer, 2008

[S6] Insulin stimulates vitamin C recycling and ascorbate accumulation in osteoblastic cells, Qutob S et al., Jan 1998, DOI: 10.1210/endo.139.1.5659

[S7] Referenzwerte für Zonulin bei darmgesunden Probanden, Bunz et al., 2015, DOI: 10.1055/s-0035-1559059

[S8] Fecal zonulin is elevated in Crohns disease and in cigarette smokers, Malickova et al, 2017, DOI: 10.1016/j.plabm.2017.09.001

[S9] Alcohol and Gut-Derived Inflammation, Bishehsari et al, 2017

[S10] Fluctuation of zonulin levels in blood vs. stability of antibodies, Vojdani et al, August 2017, DOI: 10.3748/wjg.v23.i31.5669.

[S11] Zonulin, regulation of tight junctions, and autoimmune diseases, Alessio Fasano, 2012, DOI: 10.1111/j.1749-6632.2012.06538.x

[S12] The effectiveness of processed grapefruit-seed extract as an antibacterial agent, Heggers et al, 2002, DOI: 10.1089/10755530260128023

Kapitel 16: Wichtige Studien

[S13] Ethanol Impairs Intestinal Barrier Function in Humans through Mitogen Activated Protein Kinase Signaling: A Combined In Vivo and In Vitro Approach, Elhaseen Elamin et al., 2014, DOI: 10.1371/journal.pone.0107421.

[S14] Fecal zonulin is elavated in Crohns disease and in cigarette smokers, Karin Malickoca et al, 2017, DOI: 10.1016/j.plabm.2017.09.001

[S15] Diet Studies in transpantable tumors, Elanor Van Ness Van Alstyne, S.P.Beebe, 1913

[S16] Effect of N-Acetyl Cystein against Aluminium-induced Cognitive Dysfunction and Oxidative Damage in Rats, A. Prakash et al., 2009, DOI: 10.1111/j.1742-7843.2009.00404.x

[S17] Vitamin K, an example of triage theory, Prof. Dr. Ames et al., 2009, DOI: 10.3945/ajcn.2009.27930.

[S18] Colorectal cancer in mice genetically deficient in the mucin Muc2, A.Velcich et al, 2002, DOI: 10.1126/science.1069094

[S19] Effect of high dose vitamin C on Epstein-Barr viral infection, Nina A. Mikirova et al., 2014, DOI: 10.12659/MSM.890423.

[S20]Cancer Epidemiology, Biomarkers and Prevention, Harvard Unversität, 2009; DOI: 10.1158/1055-9965.EPI-08-1001

[S21] Effects of Macronutrient Distribution on Weight and Related Cardiometabolic Profile in Healthy Non-Obese Chines, Y. Wan et al., 2017, DOI: 10.1016/j.ebiom.2017.06.017

[S22] Changes in renal function during weight loss induced by high vs low-protein low-fat diets in overweight subjects, A. Skov et al., 1999, PMID: 10578207

[S23] High frequency of HMW-GS sequence variation through somatic hybridization between Agropyron elongatum and common wheat, Gao X. et al, 2010, DOI: 10.1007/s00425-009-1040-1.

[S24] Risk assessment of genetically modified crops for nutrition and health, Magana-Gomez, 2009, DOI: 10.1111/j.1753-4887.2008.00130.x

Kapitel 16: Wichtige Studien

[S25] A High-Fat Diet Is Associated With Endotoxemia That Originates From the Gut, SWAROOP PENDYALA, JEANNE M. WALKER, and PETER R. HOLT, 2012, DOI:10.1053/j.gastro.2012.01.034

[S26] Reduced risk of Alzheimer disease in users of antioxidant vitamin supplements: the Cache County Study, 2004, DOI: 10.1001/archneur.61.1.82

[S27] Influence of ascorbic acid supplementation on copper status in young adult men, Finley, Elizabeth; 1981, DOI: 10.1093/ajcn/37.4.553

[S28] Spurenelement- und Vitaminreport, Mineralstoffbestimmung im Vollblut - Diagnostische Relevanz, Labor Bayer, 1998

[S29] Prevention of Mutation, Cancer, and Other Age-Associated Diseases by Optimizing Micronutrient Intake, 2010, Bruce N. Ames, DOI: 10.4061/2010/725071

[S2A] Exercise Modifies the Gut Microbiota with Positive Health Effects, V.Monda et al, 2017, DOI: 10.1155/2017/3831972

[S2B] Minerals and vitamins and the risk of bladder cancer: results from the New Hampshire Study, Brinkman, 2010, DOI: 10.1007/s10552-009-9490-0

[S2C] The effect of ascorbic acid supplementation on the blood lead levels of smokers, Dawson et. Al, 1999, PMID: 10204833

[S2D] The Concept of Orthoiodosupplementation and Its Clinical Implications, Abraham, 2004,

[S2E] Minimal impact of excess iodate intake on thyroid hormones and selenium status in older New Zealanders, Thomson, 2011, DOI: 10.1530/EJE-11-0575

[S2F] Intensive conventional insulin therapy for type II diabetes. Metabolic effects during a 6-mo outpatient trial, Dr. Henry et.al., 1993, PMID: 8422777

[S30] Plasma inorganic iodide as a homeostatic regulator of thyroid function, Wolf-Chaikoff, 1948, PMID: 18865621

[S31] Vitamin E and risk of cardiovascular diseases: a review of epidemiologic and clinical trial studies, Cordero Z et al, 2010,

Kapitel 16: Wichtige Studien

DOI: 10.1080/10408390802304230

[S32] Effects of magnesium supplementation on testosterone levels of athletes and sedentary subjects at rest and after exhaustion, Cinar V et. al., Biol Trace Elem Res. 2011, DOI: 10.1007/s12011-010-8676-3

[S33] Dietary emulsifiers impact the mouse gut microbiota promoting colitis and metabolic syndrome, B.Chassaing et al, 2015, DOI:10.1038/nature14232

[S34] Triglycerides cross the bloodbrain barrier and induce central leptin and insulin receptor resistance, 2018, Banks et al., DOI: 10.1038/ijo.2017.231

[S35] Loss of the INTESTINAL MUCUS LAYER IN THE NORMAL RAT CAUSES GUT INJURY, BUT NOT TOXIC MESENTERIC LYMPH NOR LUNG INJURY, Sharp et al., 2010, DOI:10.1097/SHK.0b013e3181dc3ff5

[S36] Potential benefits and hazards of physical activity and exercise on the gastrointestinal tract, H.Peters et al., 2001, DOI: 10.1136/gut.48.3.435

[S37] The Therapeutic Potential of Resistant Starch in Modulation of Insulin Resistance, Endotoxemia, Oxidative Stress and Antioxidant Biomarkers in Women with Type 2 Diabetes: A Randomized Controlled Clinical Trial, P. Karimi et al, 2016, DOI: 10.1159/000441683.

[S38] Dietary Omega-3 Fatty Acids, COX-2 Genetic Variation, and Aggressive Prostate Cancer Risk, V. Fradet et al., 2009 April 1, DOI:10.1158/1078-0432.CCR-08-2503

[S39] Omega3 Fatty Acids, Genetic Variants in COX-2 and Prostate Cancer, J. Witte et al, 2009, DOI: 10.1159/000235565

[S3A] Eicosapentaenoic acid reduces rectal polyp number and size in familial adenomatous polyposis, West et al., 2010, DOI: 10.1136/gut.2009.200642.

[S3B] The role of skeletal muscle insulin resistance in the pathogenesis of the metabolic syndrome, Petersen et al., 2007, DOI: 10.1073/pnas.0705408104

[S3C] The Polyp Prevention Trial–Continued Follow-up Study, Lanza et al,

Kapitel 16: Wichtige Studien

Cancer Epidemiol Biomarkers Prev 2007; DOI: 10.1158/1055-9965.EPI-07-0127

[S3D] Efficacy of chelation therapy to remove aluminium intoxication, Fulgenzi et al, 2015, DOI: 10.1016/j.jinorgbio.2015.09.007

[S3E] Suppression of Oxidative Stress by β-Hydroxybutyrate, an Endogenous Histone Deacetylase Inhibitor, Shimazu et al, 2013, DOI: 10.1126/science.1227166

[S3F] A low-carbohydrate, ketogenic diet versus a low-fat diet to treat obesity and hyperlipidemia: a randomized, controlled trial, Yanca et al., 2004, PMID: 15148063

[S40] Comparison of low fat and low carbohydrate diets on circulating fatty acid composition and markers of inflammation, Forsythe et al, 2008, DOI: 10.1007/s11745-007-3132-7

[S41] Is it desirable to reduce total serum cholesterol level as low as possible?, Hirotsuga Ueshima et al, 1979, PMID: 424373

[S42] Ketogenic diets and physical performance, Stephen Phinney, August 2004, DOI: 10.1186/1743-7075-1-2

[S43] Effects of energy-restricted high-protein, low-fat compared with standard-protein, low-fat diets: a meta-analysis of randomized controlled trials, Wycherley et al., 2012, DOI: 10.3945/ajcn.112.044321

[S44] Alternate Fuel Utilization by Brain, George Cahill and Thomas Aoki, 1980

[S45] Effect of dietary boron on mineral, estrogen, and testosterone metabolism in postmenopausal women, Nielsen FH, Hunt CD, Mullen LM, Hunt JR, 1987, PMID: 3678698

[S46] Synergistic effects of pesticides and metals on the fibrillation of alpha-synuclein: implications for Parkinson's disease, Uversky et al, 2002, PMID: 12428725

[S47] 30 Years of Follow-up From the Framingham Study, Keaven M. Anderson, PhD, JAMA. 1987;257(16):2176-2180, PMID: 3560398

Kapitel 16: Wichtige Studien

[S48] Effectiveness and Safety of a Novel Care Model for the Management of Type 2 Diabetes at 1 Year: An Open-Label, Non-Randomized, Controlled Study, S.Hallberg et al., 2018, DOI: 10.1007/s13300-018-0373-9

[S49] Cardiovascular disease risk factor responses to a type 2 diabetes care model including nutritional ketosis induced by sustained carbohydrate restriction at 1 year: an open label, non-randomized, controlled study, Bahnpuri, Hallberg et al,, 2018, DOI: 10.1186/s12933-018-0698-8.

[S4A] Chronic Ketogenic Low Carbohydrate High Fat Diet Has Minimal Effects on Acid–Base Status in Elite Athletes, Carr et al., 2018, DOI: 10.3390/nu10020236

[S4B] Interaction between sphingomyelin and oxysterols contributes to atherosclerosis and sudden death, Kummerow et al, 2013, PMID: 23459228

[S4C] Associations of fats and carbohydrate intake with cardiovascular disease and mortality in 18 countries from five continents (PURE), Deghan et al., 2017, DOI:https://doi.org/10.1016/S0140-6736(17)32252-3

[S4D] Nothing Boring About Boron, Lara Pizzorno, 2015, PMID: 26770156

[S4E] Plasma Acetone Metabolism in the Fasting Human, G. Reichard et al., 1979, DOI: 10.1172/JCI109344

[S4F] In Silico Evidence for Gluconeogenesis from Fatty Acids in Humans, C. Kaleta et al, 2011, DOI: 10.1371/journal.pcbi.1002116

[S50] Vitamin C. Biosynthesis, recycling and degradation in mammals, Linster et al, 2007, DOI: 10.1111/j.1742-4658.2006.05607.x

[S51] Recycling of vitamin C from its oxidized forms by human endothelial cells, j. May et al., 2003, DOI: 10.1111/j.1742-4658.2006.05607.x

[S52] Synergistic Effect of Quercetin and Lipoic Acid on Aluminium Chloride Induced Neurotoxicity in Rats, S. Al-Otaibi et al., 2018 , DOI: https://doi.org/10.1155/2018/2817036

[S53] Synergism in aluminum and mercury neurotoxicity, P. Alexandrov et al., 2018, DOI: 10.15761/IFNM.1000214

[S54] Harmful Elements (Al, Cd, Cr, Ni, and Pb) in Wild Berries and Fruits

Kapitel 16: Wichtige Studien

Collected in Croatia, M.Zeiner et al., 2018, DOI: 10.3390/toxics6020031.

[S55] Comprehensive, Quantitative Mapping of T Cell Epitopes in Gluten in Celiac Disease, Jason A. Tye-Din, 2010, DOI: 10.1126/scitranslmed.3001012.

[S56] Non-invasive therapy to reduce the body burden of aluminium in Alzheimer's disease, C. Exley et al, 2006, PMID: 16988476

[S57] Urinary Excretion of Aluminium and Silicon in Secondary Progressive Multiple Sclerosis, C. Exley, Krista Jones et al., 2017, DOI: 10.1016/j.ebiom.2017.10.028.

[S58] Dietary Fiber Intake Regulates Intestinal Microflora and Inhibits Ovalbumin-Induced Allergic Airway Inflammation in a Mouse Model, Z.Zhang et al., 2016, DOI: 10.1371/journal.pone.0147778.

[S59] Link between Aluminum and the Pathogenesis of Alzheimer's Disease, M. Kawahara et al., 2011, DOI: 10.4061/2011/276393

[S5A] Chelation: Harnessing and Enhancing Heavy Metal Detoxification, M.Sears, 2013, DOI: 10.1155/2013/219840

[S5B] Preventive effect of Coriandrum sativum (Chinese parsley) on localized lead deposition in ICR mice, M. Aga et al., 2001, PMID: 11535365

[S5C] Die Bedutung von Kupfer im menschlichen Körper, Dr. Denise Herzog, Schweizer Zeitschrift für Ernährungsmedizin, 2010

[S5D] „Wie viel Aluminium nehmen wir über Lebensmittel auf?", Bundesamt für Risikobewertung, O.Lindtner et al, 2014

[S5E] Aluminium content of some foods and food products in the USA, with aluminium food additives, S. Saiyed et al., 2005, DOI: 10.1080/02652030500073584

[S5F] 9-Cis retinoic acid reduces 1alpha,25-dihydroxycholecalciferol-induced renal calcification by altering vitamin K-dependent gamma-carboxylation of matrix gamma-carboxyglutamic acid protein in A/J male mice, X. Fu et al, 2008, DOI: 10.3945/jn.108.093724.

Kapitel 16: Wichtige Studien

[S60] Metabolic reprogramming in cancer: unraveling the role of glutamine in tumorigenesis, D. Daye et al, 2012, DOI: 10.1016/j.semcdb.2012.02.002.

[S61] Simple sugar, lactate, is like 'candy for cancer cells': Cancer cells accelerate aging and inflammation in the body to drive tumor growth, 2011, Thomas Jefferson University

[S62] Ketone body utilization drives tumor growth and metastasis, Ubaldo Martinez-Outschoorn et al, 2012, DOI: 10.4161/cc.22137.

[S63] PHD3 Loss in Cancer Enables Metabolic Reliance on Fatty Acid Oxidation via Deactivation of ACC2, NJ German et al, 2016, DOI: 10.1016/j.molcel.2016.08.014.

[S64] Saturated Fats Versus Polyunsaturated Fats Versus Carbohydrates for Cardiovascular Disease Prevention and Treatment, Patty W. Siri-Tarino et al., 2016, DOI: 10.1146/annurev-nutr-071714-034449]

[S65] Low-carbohydrate diets and all-cause and cause-specific mortality: Two cohort Studies, T.T.Fung et al, 2010, DOI: 10.7326/0003-4819-153-5-201009070-00003.

[S66] Urinary Sodium and Potassium Excretion, Mortality, and Cardiovascular Events, M. O'Donnel et al., 2014, DOI: 10.1056/NEJMoa1311889.

[S67] The Small Intestine Converts Dietary Fructose into Glucose and Organic Acids, C. Jang et al., 2018, DOI: 10.1016/j.cmet.2017.12.016.

[S68] The wrong white crystals: not salt but sugar as aetiological in hypertension and cardiometabolic disease, James J DiNicolantonio et al., 2014, DOI: 10.1136/openhrt-2014-000167

[S69] Divergent Hemodynamic and Hormonal Responses to Varying Salt Intake in Normotensive Subjects, A. Overlack et al., 1993, PMID: 8349326

[S6A] Association between sauna bathing and fatal cardiovascular and all-cause mortality events, T. Laukkanen et al., 2015, DOI: 10.1001/jamainternmed.2014.8187

[S6B] Seminal and molecular evidence that sauna exposure affects human spermatogenesis, Andrea Garolla et al., 2013, DOI: 10.1093/humrep/det020.

Kapitel 16: Wichtige Studien

[S6C] Cancer as a metabolic disease: implications for novel therapeutics, Thomas N.Seyfried et al, 2013, DOI: 10.1093/carcin/bgt480

[S6D] Metabolic characteristics of keto-adapted ultra-endurance runners, J. Volek et al., 2016, DOI: https://doi.org/10.1016/j.metabol.2015.10.028

[S6E] Ketone body β-hydroxybutyrate blocks the NLRP3 inflammasome-mediated inflammatory disease, Yun-Hee Youm, 2015, DOI: 10.1038/nm.3804.

[S6F] β-hydroxybutyrate: Much more than a metabolite, John Newman et al., 2014, DOI: 10.1016/j.diabres.2014.08.009.

[S70] Carbohydrate Restriction has a More Favorable Impact on the Metabolic Syndrome than a Low Fat Diet, Jeff Volek et al., 2008, DOI: 10.1007/s11745-008-3274-2.

[S71] Rosuvastatin to Prevent Vascular Events in Men and Women with Elevated C-Reactive Protein, Paul Ridker et al., 2008, DOI: 10.1056/NEJMoa0807646

[S72] Alpha and gamma tocopherol metabolism in healthy subjects and patients with end-stage renal disease, J. Himmelfarb et al., 2003, doi 10.1046/j.1523-1755.2003.00151.x

[S73] Caffeine inhibits exercise-induced increase in tryptophan hydroxylase expression in dorsal and median raphe of Sprague–Dawley rats, B. Lim et al., 2001, PMID: 11445277

[S74] Metabolic Slowing with Massive Weight Loss despite Preservation of Fat-Free Mass, D. Johannsen et al, 2012, DOI: 10.1210/jc.2012-1444.

[S75] Nitrogen loss in normal and obese subjects during total fast, H. Göschke et al., 1975, PMID: 1177405

[S76] Starvation and Survival, G.Cahill et ál., 1968, PMID: 5667163

[S77] Long-Term Persistence of Hormonal Adaptations to Weight Loss, Priya Sumithran et al., 2011, DOI: 10.1056/NEJMoa1105816

[S78] Long-term efficacy of dapagliflozin in patients with type 2 diabetes mellitus receiving high doses of insulin: a randomized trial, j. Wilding et al.,

2012, DOI: 10.7326/0003-4819-156-6-201203200-00003.

[S79] Report of final results regarding brain and heart tumors in Sprague-Dawley rats exposed from prenatal life until natural death to mobile phone radiofrequency field representative of a 1.8 GHz GSM base station environmental emission, L. Flacioni et al., 2018, DOI: 10.1016/j.envres.2018.01.037

[S7A] Brain Tumours: Rise in Glioblastoma Multiforme Incidence in England 1995–2015 Suggests an Adverse Environmental or Lifestyle Factor, A. Philips et al., 2018, DOI: 10.1155/2018/7910754

[S7B] Role of omega-3 fatty acids in the treatment of depressive disorders: a comprehensive meta-analysis of randomized clinical trials, G.Grosso et al., 2014, DOI: 10.1371/journal.pone.0096905

[S7C] Effect of ω-3 polyunsaturated fatty acids on arthritic pain: A systematic review, M. Abdulrazaq et al., 2017, DOI: 10.1016/j.nut.2016.12.003

[S7D] Comparable reductions in hyperpnoea-induced bronchoconstriction and markers of airway inflammation after supplementation with 6·2 and 3·1 g/d of long-chain n-3 PUFA in adults with asthma, NC Williams et al., 2017, DOI: 10.1017/S0007114517001246

[S7E] A systematic review and meta-analysis of the n-3 polyunsaturated fatty acids effects on inflammatory markers in colorectal cancer, MV Mocellin et al., 2016, DOI: 10.1016/j.clnu.2015.04.013

[S7F] Omega-3 supplementation on inflammatory markers in patients with chronic Chagas cardiomyopathy: a randomized clinical study, PSD Silva et al., 2017, DOI: 10.1186/s12937-017-0259-0

[S80] Inflammatory gene expression in whole blood cells after EPA vs. DHA supplementation: Results from the ComparED study, C. Vors et al., 2017, DOI: 10.1016/j.atherosclerosis.2017.01.025

[S81] Fish oil and neurovascular reactivity to mental stress in humans, JR Carter et al., 2013, DOI: 10.1152/ajpregu.00031.2013

[S82] Mercury toxicity: Genetic susceptibility and synergistic effects, Boyd

Kapitel 16: Wichtige Studien

Haley et al., 2005, DOI: 10.1588/medver.2005.02.00067

[S83] Hydrocortisone, Vitamin C, and Thiamine for the Treatment of Severe Sepsis and Septic Shock: A Retrospective Before-After Study, P. Marik et al., 2017, DOI: 10.1016/j.chest.2016.11.036

[S84] A relationship between vitamin B12, folic acid, ascorbic acid, and mercury uptake and methylation, N. Zorn etz al, 1990, PMID: 2388525

[S85] The Link Between Vitamin B12 and Methylmercury, S. Chemaly, 2002, DOI: 10.1002/chin.200407319

[S86] Prognos ® in the Diagnosis of Amalgam Hypersensitivity –a Diagnostic Case-Control Study, W. Köhler et al., 2007, DOI: 10.1159/000097998

[S87] Mercury Toxicity and Treatment, Robin Bernhoft, 2011, DOI: 10.1155/2012/460508

[S88] The clinical analysis of mercury poisoning in 92 cases, Liu XL et al., 2011, PMID: 22093564

[S89] Healing of Amyotrophic Lateral Sclerosis: A Case Report, J. Mutter et al., 2017, DOI: 10.1159/000477397.

[S8A] Verbesserte Schwermetallabwehr durch optimierte Zufuhr von Selen, Zink und anderen Spurenelementen, Dr. Eleonore Blaurock-Busch, 2011

[S8B] Interaction of Glutathione S-Transferase M1 and T1 Genotypes and Malignant Melanoma, Peter Kanetsky et al. 2001, PMID: 11352862

[S8C] Glutathion-Transferasen und Krankheit, Dr. B. Kuklinski

[S8D] Functional compensation of glutathione S-transferase M1 (GSTM1) null by another GST superfamily member, GSTM2, Pritha Bhattacharjee, 2013, DOI: 10.1038/srep02704

[S8E] Stimulation of tumor growth in adult rats in vivo during an acute fast, L. Sauer et al., 1986, PMID: 3708579

[S8F] Comparative effects of the Roundup and glyphosate on mitochondrial oxidative phosphorylation, F. Peixoto, 2005, DOI: 10.1016/j.chemosphere.2005.03.044

Kapitel 16: Wichtige Studien

[S90] Randomized placebo-controlled trial of 2,3-dimercapto-1-propanesulfonate (DMPS) in therapy of chronic arsenicosis due to drinking arsenic-contaminated water, Guha Mazumder et al, 2001, PMID: 11778664

[S91] Mobilization of Mercury and Arsenic in Humans by Sodium 2,3-Dimercapto-1-propane Sulfonate (DMPS), Vasken Aposhian, 1998, DOI: 10.1289/ehp.98106s41017

[S92] A Mercury Toxicity Case Complicated by Hyponatremia and Abnormal Endocrinological Test Results, M. Carter et al., 2017, DOI: 10.1542/peds.2016-1402

[S93] Distribution, interconversion, and dose response of n 3 fatty acids in humans, Linda M Arterburn et al, 2006, DOI: 10.1093/ajcn/83.6.1467S

[S94] Extra low frequency electric and magnetic fields in the bedplace of children diagnosed with leukaemia: a case-control study, Coghill et al., 1996, PMID: 8818603

[S95] Exposure of human peripheral blood lymphocytes to electromagnetic fields associated with cellular phones leads to chromosomal instability, Mashevich et al, 2003, DOI: 10.1002/bem.10086

[S96] Oxidative mechanisms of biological activity of low-intensity radiofrequency radiation, Igor Yakymenko, 2015, DOI: 10.3109/15368378.2015.1043557

[S97] Aluminium-Induced Oxidative Stress, Apoptosis and Alterations in Testicular Tissue and Sperm Quality in Wistar Rats: Ameliorative Effects of Curcumin, Ebrahim Cheragh et al., 2017, DOI: 10.22074/ijfs.2017.4859.

[S98] No level of alcohol consumption improves health, R.Burton et al., August 2018, doi 10.1016/S0140-6736(18)31310-2

[S99] Protective action of ascorbic acid and sulfur compounds against acetaldehyde toxicity: implications in alcoholism and smoking, H. Sprince et al, 1975, PMID: 1171591

[SA0] Effectiveness of Coenzyme Q10 Supplementation for Type 2 Diabetes Mellitus: A Systematic Review and Meta-Analysis, S. Zhang et al., 2018, DOI: 10.1155/2018/6484839

Kapitel 16: Wichtige Studien

[SA1] Coeliac disease and Type 1 diabetes mellitus - the case for screening, GK Holmes, 2001, PMID: 11318836

[SA2] Coeliac disease presenting as severe hypoglycaemia in youth with type 1 diabetes, N. Khoury et al, 2014, DOI: 10.1111/dme.12488

[SA3] Gliadin antibodies in older population and neurological and psychiatric disorders, A. Ruuskanen et al., 2013, DOI: 10.1111/j.1600-0404.2012.01668.x

[SA4] Detection of Celiac Disease and Lymphocytic Enteropathy by Parallel Serology and Histopathology in a Population-Based Study, M. Walker et al., 2010, DOI: 10.1053/j.gastro.2010.04.007

[SA5] Partial and complete regression of breast cancer in patients in relation to dosage of coenzyme Q10, K. Lockwood et al., 1994, DOI: 10.1006/bbrc.1994.1401

[SA6] Associations of fats and carbohydrate intake with cardiovascular disease and mortality in 18 countries from five continents (PURE): a prospective cohort study, A. Mente et al., 2017, DOI: 10.1016/S0140-6736(17)32252-3

[SA7] Capacity for moderate exercise in obese subjects after adaptation to a hypocaloric, ketogenic diet, Phinney et al., 1980, DOI: 10.1172/JCI109945

[SA8] The human metabolic response to chronic ketosis without caloric restriction: preservation of submaximal exercise capability with reduced carbohydrate oxidation, Phinney et al., 1983, PMID: 6865776

[SA9] Hepatic Ketogenesis and Gluconeogenesis in Humans, A. Garber et al., 1974, DOI: 10.1172/JCI107839

[SAA] Calcium homeostasis of isolated heart muscle cells exposed to pulsed high-frequency electromagnetic fields, S. Wolke et al., 1996, DOI: 10.1002/(SICI)1521-186X(1996)17:2<144::AID-BEM9>3.0.CO;2-3

[SAB] Effect of meat (beef, chicken, and bacon) on rat colon carcinogenesis, G. Parnaud et al., 1998, DOI: 10.1080/01635589809514736

[SAC] Methylsulfonylmethane: Applications and Safety of a Novel Dietary Supplement, M.Butawan et al., 2017, DOI: 10.3390/nu9030290

Kapitel 16: Wichtige Studien

[SAD] Stopping or reducing dietary fiber intake reduces constipation and its associated symptoms, Kok-Sun Ho et al., 2012, DOI: 10.3748/wjg.v18.i33.4593

[SAE] Changes in Kidney Function Do Not Differ between Healthy Adults Consuming Higher-Compared with Lower- or Normal-Protein Diets: A Systematic Review and Meta-Analysis, Michaela C Devries et al., 2018, DOI: 10.1093/jn/nxy197

[SAF] Stress and cancer, S. Lawrence et al.,1981, doi 10.1037/0033-2909.89.3.369

[SB0] Effects of Sugar, Salt and Distilled Water on White Blood Cells and Platelet Cells, H. Ullah et al., 2016, DOI: 10.17554/j.issn.1819-6187.2016.04.73

[SB1] AMP-activated protein kinase activation and NADPH oxidase inhibition by inorganic nitrate and nitrite prevent liver steatosis, I. Cordero-Herrera, 2018, DOI:10.1073/pnas.1809406115

[SB2] Circulatory Levels of Toxic Metals (Aluminum, Cadmium, Mercury, Lead) in Patients with Alzheimer's Disease: A Quantitative Meta-Analysis and Systematic Review, L. Xu et al., 2018, DOI: 10.3233/JAD-170811

[SB3] Oral Consumption of Vitamin K2 for 8 Weeks Associated With Increased Maximal Cardiac Output During Exercise, B. McFarlin et al., 2017, PMID: 28646812

[SB4] High ratio of triglycerides to HDL-cholesterol predicts extensive coronary disease, P. da Luz et al., 2008, PMID: 18719750

[SB5] Dietary choline levels modify the effects of prenatal alcohol exposure in rats, N. Idrus et al., 2017, DOI:10.1016/j.ntt.2016.11.007

[SB6] Exercise training with ageing protects against ethanol induced myocardial glutathione homeostasis, P. Karkala et al., 2008, PMID: 18551810

[SB7] A Review of Psychiatric Disorders Associated with Celiac Disease, Mitchell B. Liester et al., 2017, DOI: 10. 21767 /2472-5048.100035

[SB8] Natural honey lowers plasma glucose, C-reactive protein,

Kapitel 16: Wichtige Studien

homocysteine, and blood lipids in healthy, diabetic, and hyperlipidemic subjects: comparison with dextrose and sucrose, N.S. Al-Waili, 2004, DOI: 10.1089/109662004322984789

[SB9] Comparative effects of several chelating agents on the toxicity, distribution and excretion of aluminium, JL Domingo et al., 1988, PMID: 3391623

[SBA] Subjective Satiety Following Meals Incorporating Rice, Pasta and Potato, Z. Zhang et al., 2018, DOI:10.3390/nu10111739

[SBB] Seed Storage Proteins: Structures and Biosynthesis, Peter Shewry et al., 1995, DOI: 10.1105/tpc.7.7.945

[SBC] Skin-prick test and RAST responses to cereals in children with atopic dermatitis. Characterization of IgE-binding components in wheat and oats by an immunoblotting method, E. Varjonen et al., 1995, PMID: 8581843

[SBD] Mercury induces tight junction alterations and para-cellular transport in colon epithelial cells through oxidative stress and thiol-redox dysregulation—protection by novel lipid-soluble thiol antioxidant, Ohio State University, 2012

[SBE] Age-related accumulation of toxic metals in the human locus ceruleus, Roger Pamphlett et al., DOI: 10.1371/journal.pone.0203627

[SBF] Regulation of Ketone Body Metabolism and the Roleof PPARα, Maja Grabacka et al., 2016, DOI:10.3390/ijms17122093

[SC1] Acetoacetate is a more efficient energy-yielding substrate for human mesenchymal stem cells than glucose and generates fewer reactive oxygen species, M. Board et al., 2017, DOI: 10.1016/j.biocel.2017.05.007

[SC2] The scientific report guiding the US dietary guidelines:is it scientific, Nina Teicholz, 2015, DOI: 10.1136/bmj.h4962

[SC3] Insulin selectively reduces mitochondrial uncoupling in brown adipose tissue in mice, B. Bikman et al., 2018, DOI: 10.1042/BCJ20170736

[SC4] Effects of 3-hydroxybutyrate and free fatty acids on muscle protein kinetics and signaling during LPS-induced inflammation in humans: anticatabolic impact of ketone bodies, H. Thomson et al., 2018, DOI:

Kapitel 16: Wichtige Studien

10.1093/ajcn/nqy170

[SC5] Silicon reduces aluminum accumulation in rats: relevance to the aluminum hypothesis of Alzheimer disease, M. Belles et al., 1998, PMID: 9651136

[SC6] Circulating malondialdehyde modified LDL is a biochemicalrisk marker for coronary artery disease, T. Amaki et al., 2004, DOI: 10.1136/hrt.2003.018226

[SC7] Consuming fructose-sweetened, not glucose-sweetened, beverages increases visceral adiposity and lipids and decreases insulin sensitivity in overweight/obese humans, K. Stanhope, 2009, DOI: 10.1172/JCI37385

[SC8] Impaired cellular insulin binding and insulin sensitivity induced by high-fructose feeding in normal subjects, H. Beck-Nielsen et al., 1980, DOI: 10.1093/ajcn/33.2.273

[SC9] Effects of a low carbohydrate diet on energy expenditure during weight loss maintenance: randomized trial, C.Ebbeling et al., 2018, DOI: 10.1136/bmj.k4583

[SCA] Effects of selenite and chelating agents on mammalian thioredoxin reductase inhibited by mercury: implications for treatment of mercury poisoning., Carvalho et al., 2011, DOI: 10.1096/fj.10-157594

[SCB] Selenium from dietary sources and motor functions in the Brazilian Amazon, M. Lemire et al., 2011, DOI: 10.1016/j.neuro.2011.04.005

[SCC] The Roles of Serum Selenium and Selenoproteins on Mercury Toxicity in Environmental and Occupational Exposure, Chunying Chen et al., 2006, DOI: 10.1289/ehp.7861

[SCD] Hepatoprotective effects of taurine against mercury induced toxicity in rats, G. Jagadeesan et al., 2007, PMID: 18405108

[SCE] EFFECT OF T AURINE AND G LUTATHIONE ON M ERCURY T OXICITY IN L IVERT ISSUE OF R ATS, S. Sankar Samipillai et al., 2009, ISSN: 2076-5061

[SCF] Protective Role of Taurine against Arsenic-Induced Mitochondria-Dependent Hepatic Apoptosis via the Inhibition of PKCδ-JNK Pathway,

Kapitel 16: Wichtige Studien

J.Das et al., 2010, DOI: 10.1371/journal.pone.0012602

[SD1] Effect of taurine on toxicity of aluminum in rats, Y.Yen-Hung et al., 2009, DOI:10.1016/j.eclnm.2009.05.013

[SD2] β-Hydroxybutyrate Elicits Favorable MitochondrialChanges in Skeletal Muscle, B. Parker et al., 2018, DOI: 10.3390/ijms19082247

[SD3] Energy expenditure and body composition changes after an isocaloric ketogenic diet in overweight and obese men, K.Hall et al., 2016, DOI: 10.3945/ajcn.116.133561

[SD4] The ketogenic diet increases mitochondrial glutathione levels, SG Jarrett et al., 2008, DOI: 10.1111/j.1471-4159.2008.05460.x

[SD5] Treatment of iron deficiency anemia induces weight loss and improves metabolic parameters, G. Aktas et al., 2014, DOI: 10.7471/CT.2014.1688

[SD6] Diet-induced obesity inad libitum-fed mice: food texture overrides the effectof macronutrient composition, C. Desmarchelier et al., 2013, DOI: 10.1017/S0007114512003340

[SD7] Isocaloric Fructose Restriction Reduces Serum d-Lactate Concentration in Children With Obesity and Metabolic Syndrome, R. Lustig et al. 2019, DOI: 10.1210/jc.2018-02772

[SD8] Gliadin, zonulin and gut permeability: Effects on celiac and non-celiacintestinal mucosa and intestinal cell lines, S.Drago et al., 2006, DOI: 10.1080/00365520500235334

[SD9] The effects of dietary boric acid and borax supplementation on lipid peroxidation, antioxidant activity, and DNA damage in rats, S. Ince et al., 2010, DOI: 10.1016/j.jtemb.2010.01.003

[SDA] Aluminium and breast cancer: Sources of exposure, tissue measurements and mechanisms of toxicological actions on breast biology, Darbre et al, 2013, DOI: 10.1016/j.jinorgbio.2013.07.005

[SDB] Intake of fish and marine n-3 polyunsaturated fatty acids and risk of breast cancer: meta-analysis of data from 21 independent prospective cohort studies, J. Theng et al., 2013, DOI: 10.1136/bmj.f3706

Kapitel 16: Wichtige Studien

[SDC] A pilot study of the Spanish Ketogenic Mediterranean Diet: an effective therapy for the metabolic syndrome, j. Pérez-Guisado et al., 2011, DOI: 10.1089/jmf.2010.0137

[SDD] Lower plasma choline levels are associated with sleepiness symptoms, V.Pak et al., 2018, DOI: 10.1016/j.sleep.2017.10.004

[SDE] Elevated serum creatine phosphokinase in choline-deficient humans: mechanistic studies in C2C12 mouse myoblasts, KA da Costa et al., 2004, DOI: 10.1093/ajcn/80.1.163

[SDF] The influence of lecithin on plasma choline concentrations in triathletes and adolescent runners during exercise, von Allwörden et al., 1993, PMID: 8375373

[SF0] Extra virgin olive oil blunt post-prandial oxidative stress via NOX2 down-regulation, R. Carnevale et al., 2014, DOI: 10.1016/j.atherosclerosis.2014.05.954

[SF1] Daily consumption of a high-phenol extra-virgin olive oil reduces oxidative DNA damage in postmenopausal women, S. Salvini et al., 2006, DOI: 10.1079/bjn20051674

[SF2] Extra virgin olive oil consumption reduces the risk of osteoporotic fractures in the PREDIMED trial, M. Bullo et al., 2017, DOI: 10.1016/j.clnu.2016.12.030

[SF3] Associations of acetylcholinesterase activity with depression and anxiety symptoms among adolescents growing up near pesticide spray sites, J. Suarez-Lopez et al., 2019, DOI: 10.1016/j.ijheh.2019.06.001

[SF4] Taurine attenuates hypertension and improves insulin sensitivity in the fructose-fed rat, an animal model of insulin resistance, C. Anuradha et al., 1999, DOI: 10.1139/y99-060

Kapitel 17: Referenzen

Kapitel 17: Referenzen

Das sind die Bücher, die ich mir in den letzten beiden Jahren „angetan" habe. Es soll Ihnen ein Bild vermitteln, mit was man sich alles bechäftigen muss, um beim Thema Gesundheit mitreden/mitdenken zu können. Für Sie die „Links" zum Vertiefen. Was ich jedem ans Herz lege ist [0], den Burgerstein. Dort sind alle Vitamine, Mineralien, Spurenelemente und Aminosäuren ausführlich beschrieben! Ein ideales Nachschlagewerk, was man wie in welcher Dosis nehmen kann und wo man aufpassen muss.

[0] Handbuch Nährstoffe; Burgerstein 12. Auflage 2012

[1] Mitochondrien; Dr. med. Kuklinski, 2. Auflage 2016

[2] Warum macht die Nudel dumm; Dr. med. Ulrich Strunz, 3. Auflage 2015

[3] Biochemie des Menschen; Florian Horn, 4. Auflage 2009

[4] Physiologie; Klinke, Pape, Kurtz, Silbernagl, 6. Auflage 2010

[5] Blut - Die Geheimnisse des flüssigen Organs; Dr. med. Ulrich Strunz, 3. Auflage 2015

[6] Darmbakterien als Schlüssel zur Gesundheit; Dr. Anne Zschocke, 1. Auflage 2014

[7] Leaky Gut; Sigrid Nesterenko, 2. Auflage 2016

[8] Das große Buch der Paläo Ernährung; Diane Sanfilippo, 3. Auflage 2015

[9] Dumm wie Brot; Dr. Perlmutter, 1. Auflage 2014

[A] Lebensmittelunverträglichkeiten; Hans-Jörg Schwyn, Camille Lieners, 1. Auflage 2009

[B] Vitamine aus der Natur oder als NEM; Dr. med. Ulrich Strunz, 3. Auflage 2013

[C] forever young; Dr. med. Ulrich Strunz 4. Auflage 2014

Kapitel 17: Referenzen

[D] QuickStart Nährstofftherapie; Dr. Volker Schmiedel 2. Auflage 2014

[E] Grundlos erschöpft; Dr. med James Wilson, 6. Auflage 2011

[F] Histaminintoleranz; Prof. Reinhart Jarisch, 3. Auflage 2013

[10] Superhormon Vitamin D; Prof.Dr. med Jörg Spitz, 1. Auflage 2011

[11] Klinische Pathophysiologie; Siegenthaler, Blum, 9. Auflage 2006

[12] Darm krank, alles krank; Dr. med. Jörn Reckel, Wolfgang Bauer, 1. Auflage 2016

[13] Labor und Diagnose; Lothar Thomas 5. Auflage 2000

[14] Pur, Weiß und Tödlich; Dr. John Yudkin, Dr. Robert Lustig, 2. Auflage 2012

[15] Eat Dirt; Dr. Josh Axe, 1. Auflage 2016

[16] Nahrungsmittelallergien und -intoleranzen; L.Jäger, B.Wüthrich, 2. Auflage 2002

[17] Magen-Darm-Trakt; Fried, Manns, Rogler, 1. Auflage 2013

[18] Vitamine, Mineralstoffe; Spurenelemente; Heinz Knieriemen

[19] Chronisch Gesund; Ralf Meyer, 1. Auflage 2009

[1A] Das Paläo Prinzip der gesunden Ernährung im Ausdauersport; Loren Cordain, Joe Friel, 1. Auflage 2009

[1B] Spirale der Angst; Eugen Drewermann, 5. Auflage, 1991

[1C] Labor und Diagnose; Lothar Thomas, 6. Auflage 2005

[1D] Vitamin C: The real Story; Dr. Steve Hickey und Dr. Andrew Saul, 1. Auflage 2008

[1F] Gesünder mit Mikronährstoffen; Dr. Bodo Kuklinski, 7. Auflage 2016

[20] Mit Nährstoffen heilen; Norbert Fuchs, 4. Auflage 2012

[21] Das hat mir geholfen; Peter Jennrich, 2. Auflage 2013

[22] Darmpilze; Dr. Eberhard Wormer, 1. Auflage 2016

Kapitel 17: Referenzen

[23] Keine Angst vor Bakterien; Dr. M.O. Bruker, 6. Auflage 2014

[24] Geheimnis Eiweiß; Dr. Strunz und A. Jopp, 12. Auflage 2014

[25] Mineralien das Erfolgsprogramm; Dr. Strunz und A. Jopp, 8. Auflage 2005

[26] Die ganze Wahrheit über Gluten; Prof. Dr. Fasano, 1. Auflage 2015

[27] Alles Scheisse; Dr. Schulte, 4. Auflage 2016

[28] Detoxification and Healing; Dr. Sidney Baker, 2. Auflage 2004

[29] Scheissschlau; Dr. Perlmutter, 3. Auflage 2016

[2A] The Psychobiotic Revolution; Anderson/Cyran/Dinan, 2017, National Geographic

[2B] Weizenwampe; Dr. Davis, 23. Auflage 2013

[2C] Die bittere Wahrheit über Zucker; Dr. Robert Lustig, 1. Auflage 2016

[2D] Das Handbuch zu Ihrem Körper; Chris Michalk, 1. Auflage 2014

[2E] Lass Dich nicht vergiften; Dr. Mutter, 5. Auflage 2016

[2F] The Circadian Prescription; Dr. Sid Baker, 1. Auflage 2000

[30] The toxin solution; Dr. Pizzorno, 1. Auflage 2018

[31] I contain multitudes, Ed Yong, 1. Auflage 2016

[32] Iodine, why you need it; Dr. David Brownstein, 1. Auflage 2009

[33] Jod, Schlüssel zur Gesundheit; Kyra Kaufmann, 2016, 4. Auflage

[34] The big fat suprise; Nina Teicholz, 2015 1. Auflage

[35] The primal blueprint; Mark Sisson, 2017, 3. Auflage

[36] Nutritional Ecology of the Ruminant; Peter van Soest, 1. Auflage 1994

[37] The keto reset diet; Mark Sisson, 1. Auflage 2017

[38] Die aktuelle Atkinsdiät; Dr. Stephen Phinney, 11. Auflage 2011

[39] Amalgam-Risiko für die Menschheit; Dr. Mutter, 3. Auflage 2002

Kapitel 17: Referenzen

[3A] The Art and Science of Low Carbohydrate Performance; Dr. Stephen Phinney, Dr. Jeff Volek, 1. Auflage 2012

[3B] The Rosedale Diet; Dr. Ron Rosedale, 1. Auflage 2004

[3C] No grain, no pain; Dr. P. Osborne, 1. Auflage 2016

[3D] The longevity diet; Dr. V. Longo, 1. Auflage 2018

[3E] The mood cure; Julia Ross, 1. Auflage 2004

[3F] The salt fix, Dr. James Dinicolantonio; 1. Auflage 2017

[40] The Diet Cure, Julia Ross; 2. Auflage 2012

[41] The metabolic approach to cancer; Dr. Nasha Winters, 1. Auflage 2017

[42] Dirty genes; Dr. Benjamin Lynch, 1. Auflage 2018

[43] Orthomolekulare Medizin; Uwe Gröber, 3. Auflage 2008

[44] Mitochondria and the future of medicine; Lee Know, 1. Auflage 2018

[45] Biochemie des Menschen; Florian Horn, 7. Auflage, 2018

[46] Superfuel: Ketogenic Keys to Unlock the Secrets of Good Fats, Bad Fats, and Great Health; Dr. James DiNicolantonio, 1. Auflage, 2018

[47] Fit mit Fett; Ulrich Strunz und Andreas Joop, 2. Auflage, 2015

[48] Der Keto Kompass; Ulrike Gonder, 1. Auflage 2019

[49] Krebszellen lieben Zucker – Patienten brauchen Fett; Prof. Ulrike Kämmerer, Dr. C. Schlatterer, Dr. G. Knoll, 6. Auflage, 2017

[4A] The obesity code; Jason Fung, 1. Auflage 2016

[4B] Wesentliche Unterschiede zwischen den Bioland-Richtlinien und der EG-Öko-Verordnung, Bioland e.V., Stand 09/2017

[4C] Bausteine des Lebens; Felicitas Reglin, 1. Auflage 1999

[4D] Von Zucker, Blut und Brötchen; Robert Krug, 1. Auflage 2019

[4E] The Complete Guide to Fasting; Jason Fung, 1. Auflage 2016

[4F] Grün essen!; Joachim Mutter, 7.Auflage 2018

Kapitel 17: Referenzen

[50] Zucker macht krank – Vollkorn macht kränker...und keiner merkt's, Klaus Wührer, 1. Auflage 2019

[51] Amalgam Illness: Diagnosis and Treatment, A. Cutler, 1.Auflage 1999

[52] The grain brain whole life plan, Dr. David Perlmutter, 1. Auflage 2016

Kapitel 18: Glossar

Abkürzung	Bedeutung
5-HTP	5-Hydroxytryptophan ist eine Aminosäure, die der Körper aus L-Tryptophan selbst herstellt.
Al	Chemisches Zeichen für Aluminium
ALS	Amyotrophe Lateralsklerose
AMPK	Signalweg im Menschen zum Reparieren von Zellen und zur Vermehrung von Mitochondrien.
Anabol	Bedeutet aufbauend.
As	Chemisches Zeichen für Arsen
BfR	Bundesinstitut für Risikobewertung
BHB	Beta-Hydroxybutyrat, einer von drei Ketonkörpern, die der Mensch in der Leber herstellen kann.
BPA	Bisphenol A
Bioland©	Biosiegel für biodynamischen Anbau
Casein	Das Eiweiß in allen Milchprodukten. Auch im Whey-Pulver können Spuren von Casein enthalten sein.
Chelat	Molekül (i.d.R. eine Aminosäure), welches in der Lage ist, ein Metall zu greifen und renal (über die Nieren) auszuscheiden.
CFS	Chronic Fatigue Syndrom (Chronische Erschöpfung)

Kapitel 18: Glossar

COMT	Gen welches Fokusierung, Ausgeglichenheit und Ruhe steuert
Cortisol	Hormon, entzündungshemmend aber auch katabol.
Cu	Chemisches Zeichen für Kupfer
DAO	Bezeichnet das Enzym Diaminoxidase, aber auch das GEN welches dieses Enzym herstellt. Bei schon immer bestehenden Verdauungsproblemen könnte dieses Gen defekt sein (vgl. [42], Seite 115).
demeter©	Biosiegel für biodynamischen Anbau
DGE	Deutsche Gesellschaft für Ernährung e. V.
DMPS	Ausleitungschelat für u. a. Quecksilber, Arsen, Cadmium
DMSA	Ausleitungschelat, schwächer als DMPS
EBV	Epstein-Barr-Virus
EDTA	Ausleitungschelat für u. a. Aluminium und Blei
EMG	Evolutionäre Medizin und Gesundheit e.V.
ES	Extrasystole
fT3	Freies T3 im Blut.
fT4	Freies T4 im Blut.
False Positiv	Das sagt man, wenn ein Test ein positives Ergebnis anzeigt, das Ergebnis jedoch in Wahrheit negativ ist (tritt häufig bei IgG Typ-3-Tests auf). Auf Deutsch: Es wird eine Allergie bzw. Unverträglichkeit angezeigt, wo keine ist.

Kapitel 18: Glossar

Geko	Genetisch korrekt
Glukagon	Hormon, wichtig für den Stoffwechsel.
GST/GPX	Eine Reihe von Genen, die für die Entgiftung von Schwermetallen und chemischen Substanzen zuständig sind.
HI	Histaminintoleranz
HB	Honey Badger
HbA1c	Langzeitzuckerindikator
HDL	High Density Lipoprotein
Hg	Chemisches Zeichen für Quecksilber
HGH	Human growth hormone
IgA	Immunglubin A
IgE	Immunglubin E („erlernte Abwehr")
IgG	Immunglubin G („geerbte Abwehr")
IGF	Insulin Growth Faktor (das ist ein Botenstoff, der Wachstum/Zellteilung fördert)
Insulin	Hormon, wichtig für den Stoffwechsel.
Katabol	Bedeutet abbauend, aber auch Reparatur.
Ketonkörper	Ein Energiemolekül, wie Glukose, welches viele Organe im Körper anstatt Glukose verstoffwechseln können.
KHK	Koronare Herzkrankheit
LCHF	Low Carb High Fat (Wenig Kohlenhydrate, viel Fett)
MAOA	Gen welches für Kohlenhydratverlangen und

Kapitel 18: Glossar

	Gemütswechsel verantwortlich sein kann.
mTor	Signalweg für Wachstum angeregt durch Eiweiß und Insulin.
MAP	Master Aminoacid Pattern, es werden nur die 8 essentiellen Aminosäuren eingesetzt
MS	Multiple Sklerose
Mt	Abkürzung für Mitochondrium
MTHFR	Methylation Gen
NOS3	Gen zur Herstellung von NO, wichtig für die Gefäße und das Herz.
LC	Low Carb
LDL	Low Density Lipoprotein
LG	Leaky Gut
LI	Laktoseintoleranz
LTT	Lymphozyten-Transformations-Test
MS	Multiple Sklerose
Mt	Mitochondrium
NEM	Nahrungsergänzungsmittel
Orthomolekular	Das Molekül in der richtigen Dosis.
Pb	Chemisches Zeichen für Blei
PCB	Polychloriertes Biphenyl, eine krebsauslösende organische Chlorverbindung.
PEMT	Das Gen steuert die Bildung von Posphatdichlorine, wichtig für Zellmembranen

Kapitel 18: Glossar

	und Leber bzw. Galle.
pH	Abkürzung für „potentia hydrogenii", beschreibt den Säurewert einer Substanz. Der Wert 5,5 gilt für die Haut als neutral.
RDA	Recommended daily allowance, auf deutsch die empfohlene tägliche Aufnahmemenge
ROS	Sauerstoffradikale
TT3	Gesamt T3 im Blut.
TT3	Gesamt T4 im Blut.
Whey	Eiweißshake auf Basis von Milchmolke
Zn	Chemisches Zeichen für Zink

Stichwortverzeichnis

5
5-HTP......72, 205

A
A. Keys......**146, 152f.**
Acetaldehyd......76
Akne......19
Alanin......**43, 107, 117, 121**
Aldehyde......148
Alkohol......**67, 76f.**, 81, 86, 108, **118, 133, 222**
Alkoholabbau......165, 173
Alkoholunverträglichkeit......19, 132
Allergien......**37ff.**, 95, 131
Aluminium......**31**, 179, **183**
Amalgam......**126**
Aminogramm......71
anabol......**59**
Anabol......**59**
Angeborene Insulinresistenz......**85**
Antibiotika......**93f., 126**
Antioxidantien......118
Antriebslosigkeit......132
Apoptose......58
Arginin......**128**
Arsen......**205f.**
atabol......**59**
Atkins......**84**
Ausdauersport......173
Autismus......69
Autoimmunerkrankung......63
Autoimmunerkrankungen......**20, 31, 83, 167**

B
B-Komplex......**104, 159, 166, 171, 180**

Ballaststoffe..88
Ballaststoffen...54
Basis-NEMs...163
Beta-Blocker..**37**
Beta-Carotin...**110, 162, 169**
Beta-Hydroxybutyrat...**39**
Beta-Oxidation...**39, 117, 119, 122f.**
Bikman..**64**
Bilirubin...20
Bindegewebe..**95, 165**
Bioland..**205**
Biotin...**118, 159**
bipolare Störung..69
Blähungen...**19, 38, 67, 70**
Bluthochdruck..82
Bor...**165**
Burnout..**71, 176**
C
Cadmium..**31, 195, 206**
Calcium...90
Calciumeinstrom...**148**
Candida..**38**
Casein..**31, 39, 69f.**, 205
CFS..**20, 133, 205**
Chelat..205
Chemotherapie..55
Cholesterin.......................................**23**, 72, **73f.**, 145, **149ff.**, 154
Cholin..76, **86**, 87, 99, 109, 163, **172f.**
Chrom...85
Citratzyklus...**117f., 121ff., 125**
CK..173
Coeruloplasmin..**20**
COMT..**15, 206**
Cortisol...**54**, 60, 130, **154, 175f.**
Cory-Zyklus...124
CreatinKinase..173

CRP..65
D
DAO..15, 206
Daube..106
demeter..206
Depression..20, 69, 177
DHA..58, 100
diabetes..184, 187
Diabetes............................19, 40, 42, 54, 64f., 82f., 85, 185, 187
Diaminoxidase..128, 165
Dickdarm..30, 67ff., 99, 111
Dickdarmkrebs..154
DMPS..182
Dünndarm..35, 67, 68f., 99, 111
Durchschlafstörung..19
Dysbiose..83
E
Einschlafstörung..19
Eis..63
Eisen..63, 95, 99, 118, 126
Eisenmangel...63, 69
Eiweiß..83
Ekzeme..19
Ekzemen..132
Endokrinologen...65
Entspannung..175
EPA..100
Epidemiologische Studien..22
Epigenetik...14
Epilepsie..45f., 54
Erinnerungsdefizite..173
Erschöpfung..19
Essstörung..69
F
Fasano..68f., 182, 202
fasten...51

212

Fasten..**49,** 62
Ferritin..63
Fettabbau..173
Fettleber...**67, 81, 85f.,** 172
Fettverbrennung.....................................**28f., 38, 111, 119f., 122**
Folat..90ff., 95
Formaldehyd..**36,** 93, 148
Frühstück...105
Fruktose..**35, 66ff., 81, 87f., 111**
Fruktoseintoleranz..131
fT3..**53**

G
GABA...**72**
Galle..109, **149**
Gallengries..109
Gallensteine..172
Gallensteinen..83
Gamma-GT..**85**
Gamma-Tocopherol...**75**
Gehirn..83
Gelenkschmerzen..**20, 171**
genetisch korrekt..................................**27f., 41, 65, 95, 111, 150f.**
Genetisch korrekt..**94, 207**
GFR..**20**
Gifte..**86**
Giften..30
GLDH...**85**
Glukoneogenese..............................**52, 54, 60,** 62, 86, **117,** 130
Glukose...66, 99
Glutamin...56
Glutathion...**126, 150**
Glutathionperoxidase...86
Gluten...**31, 37, 39, 68f., 131, 202**
Glutenunverträglichkeit..**20**
Glykolyse...**117, 121f., 124f., 127**
Glykoproteine..**52**

Glyoxylatzyklus...59
Glyphosat...98
GPX..**15, 207**
GST...**15, 207**
H
Hämorrhoiden..**20**
Harnsäure..179
Hashimoto...**20**
HbA1c...**53, 65**, 87
HbA1C..84
HDL..**36, 40, 65, 145, 147, 150**, 179, **207**
Heißhunger..108
Herbivor..100
Herzerkrankung..83
Heuschnupfen..**39, 104**
HGH...**38, 60, 83, 105, 207**
HIIT..50
Histamin...**132**
Histaminintoleranz..........................**19, 96, 131, 165, 201, 207**
Hochleistungsmodell..122
Hochleistungsmodus...122
Homocystein...173, **180**
Honig..35
Hunger..83
Hyperresponder...156
I
IgA...**207**
IGF...**35, 39, 60, 207**
IgG...**206f.**
IMD...104
Insulin.................**28, 38, 41f., 46f., 53f., 59, 64ff., 82, 84f., 119, 182, 185**
Insulin,..**85**
Insulinresistenz....................................**36, 41, 53, 65, 66, 82, 84f.**
Intrinsic Faktor...69
Isoenzyme..**127**
Ivor Cummins...89

J
Jarisch **201**
Jason Fung **53, 62, 64, 77**
Joachim Mutter **58**
Jod **161, 166, 202**
Joggen 175
John Yudkin **30, 88**

K
Kaffee 72
Karnivor 99
katabol 59
Ketoazidose **46**
Ketolysefähigkeit .... **45f., 48, 50f.**
Ketonkörper **39, 43, 45ff., 52, 55, 117, 121**
Ketonkörpermessgerät **46, 48**
Ketose **44ff., 52ff., 117**
KHK **65, 74, 145, 146f., 149, 152, 207**
Klinische Studien **23**
Knochendichte 100
Körperfettanteil 155
Krebs **55,** 83
Kuklinski .... **54, 73, 92, 94f., 118f., 128, 133f., 200f.**
Kuklinski, ... 71
Kummerow 148
Kupfer **95f., 109, 126, 128, 165ff., 182**

L
L-Carnitin 99
L-Glutamin 72
L-Tryptophan 72
Laktase 69
Laktat .... **56f., 85, 122, 124f., 127f.**
Laktoseintoleranz **131, 208**
LCHF **40, 44, 48, 150, 153, 207**
LDH **84, 121f., 124f., 127,** 179
LDL **40, 87, 145, 147, 208**
Leaky Gut **38f., 68, 104, 110, 200, 208**

Leber..67, 130
Lecithin...173
Leptin...83
Leukozyten..20, 179
Lipogenese..60
Lipolyse...60
Longo..55
Lyn Patrick...86
Lysin..**71**

M
M2PK..179
Magen...99
Magensäure...**82**
Magnesium......................................**90ff., 95, 118, 123, 126, 148, 164, 166, 168**
Magnesiumglycinat..170
Magnesiumstearat..**168**
Maillard-Reaktion..**81, 87**
Mais..**29**
Mangan...**92, 95, 118, 126, 128, 164, 169**
MAOA..15, 105, 108, 207
MDA-LDL..20, 145, 179
Meditation...175
mediterranen Diät..150
Melatonin...72
Methylglyoxal..31, 81, 88
Mikrobiom..30
Milch..**31, 69f., 147**
Milchsäure..57
Minnesota-Studie..**146**
Mitochondri...**208**
Mitochondrien.....**37, 66, 74, 82, 95, 115ff., 120, 124, 126, 128f., 131, 148f., 164, 200**
Mitochondriopathie...**19**
Molybdän...**109, 165, 170, 179, 180**
MRFIT- Studie..**147**
MTHFR...**14, 208**

mTor **39, 60, 208**
Müdigkeit 173
Multiple Sklerose 63
Muskelabbau 130
Muskelschmerzen **19, 74,** 173
N
nabol **59**
Nagelpilz **19**
Nasha Winters **58, 203**
Natriumselenit **167**
Nebenniere **81, 88**
Nebennierenerschöpfung 81
NEM **159**
NHANES 155
Nieren 82
Nina Teicholz **145**
nitrosative Stress 128
Noakes **64, 85**
NOS3 ....**208**
Nüchternzucker 84
O
Omega-3 ....**93,** 163, **166f.**
Omega-6 ....**93**
Omnivor **101**
Osteoporose 82
Otto Warburg **125**
oxidativen Stress 86
oxidativer Stress **39, 150**
oxidiertes LDL 145
P
Paläo **200**
Paracelsus **24**
Paracetamol 37
paralysierten **171**
Parietalzellen 69
PDH ....**121ff., 125f.**

217

PEMT	**15, 208**
Phinney	**64, 150, 186**
physiologischen Insulinresistenz	53
Phytinsäure	**32, 34**
Pickeln	132
Pizzorno	**202**
Ptyalin	100
PureEncapsulations	**104, 159, 164, 171**
Pyruvat	**82, 85, 117, 121f., 124ff.**

Q

Q10	57, **74**, 100, 167
Quecksilber	179
Quercetin	**187**

R

Rauchen	**126, 132**
Reflux	**19**
Reis	**28f., 31f., 70**
Reißzähne	100
Reizdarm	37
restless legs	63
Rheuma	**20**
Riboflavin	**159**
Roggensauerteigbrot	31
ROS	**56**

S

Salz	**81, 163**
Schimpansen	99
Schizophrenie	69
Schlafstörungen	131
Schlaganfall	154
Schmerzmittel	37
Schocke	54
Schokolade	**31**
Schonprogramm	122
Schutzschaltung	122
Schwermetallbelastung	**110, 126, 154, 172, 180**

Schwermetalle..86
Selen..**24, 95, 118, 164f.**
Serotonin..72
Sid Baker...**202**
Sieben-Länder-Studie..**146**
Sodbrennen..**19**
Stasha Gominak..**171**
Statine..**37, 73f.**
Stress..54
Stressmanagement...**50, 175f.**
STRIP..**147**
Superoxid-Dismutase...86
T
Taurin...**71f.**, 76, 99, 109, 167
Thiamin..**91, 159**
Thrombozyten..20
tight junctions..**182**
Tight Junctions...**68**
TKTL1..**57**
Transferrin...**52, 105, 170**
Transfette..**148**
Triglyceride.......................................**40, 65, 82, 85, 145, 147f., 150**, 179
Tryptophan..**72, 95, 105**
TSH...179
U
Ulrike Kämmerer...**58, 203**
Uricase..**100**
V
Valter Longo..**55f., 58, 63**
Vitamin A...**91f., 110, 118, 126, 161f.**, 166, **169**
Vitamin B12...69, 99
Vitamin B6..90
Vitamin C....**23, 53f., 83, 92, 94ff., 106, 110, 118, 150, 159f., 166f., 182, 201**
Vitamin D..**96, 110, 161, 166, 171f., 201**
Vitamin D...**154**
Vitamin E..57, **94, 110, 118, 160, 166, 185**

Vitamin K2......**95,** 110, 166, **172**
VLDL......155
Vollblut......**164, 167, 184**
Völlegefühl......**19**

W
Warburg......125
Warburg-Effekt......125
Wassereinlagerungen......82
WHI......**147**
Wildkräuter......93
William Banting......153
Wurzelgemüse......**27, 29, 33, 52, 54, 64, 68**

X
Xylit......89

Y
Yudkin......**89**

Z
Zellmembranen......154
Zellsymbiose......122
Zink......93, **95, 109, 126, 128, 165, 167, 169**
Zinkbysglicinat......**166**
Zöliakie......69
Zonulin......**39, 68, 182**
Zucker......108, 146
Zuckersucht......108

......56, **66, 175**

Über den Autor Robert Krug

Ich bin 1973 im beschaulichen Kassel geboren. In Kassel habe ich 1992 mein Abitur gemacht und 1999 habe ich mein Diplom in der Wirtschaftsinformatik von der Universität Paderborn bekommen. Wie bitte: Wirtschaftsinformatik? Warum schreibe ich ein solches Buch?

Seit meiner frühen Kindheit hatte ich Heuschnupfen. Seit ich 25 bin habe ich mich mit leichten bis mittelschweren Verdauungsproblemen herumgeplagt. Mit 43 hat mir mein Körper deutlich signalisiert, dass er keinen Tropfen Alkohol mehr sehen möchte. Zudem führten histaminreiche Speisen zu starken Verdauungsproblemen.

Da ich diesen Zustand als nicht normal empfand, was er auch nicht ist, bin ich auf die Reise gegangen, um zu verstehen, wie der Körper, in dem wir leben, funktioniert und warum er eben nicht mehr richtig funktioniert. Es musste ein grundlegendes Problem geben.

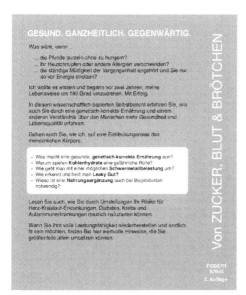
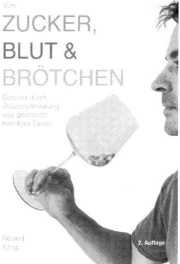

Printed in Poland
by Amazon Fulfillment
Poland Sp. z o.o., Wrocław